《蘇州全書》編纂出版委員會 編

· 醫説續編

蘇州全書

甲編

蘇州大學出版社
古吳軒出版社

圖書在版編目（CIP）數據

醫説續編 /（明）周恭輯 . -- 蘇州 : 蘇州大學出版社 : 古吳軒出版社 , 2024. 12. --（蘇州全書）.

ISBN 978-7-5672-5064-2

Ⅰ. R2

中國國家版本館 CIP 數據核字第 2024F60133 號

責任編輯 劉 冉
裝幀設計 周 晨 李 璇
責任校對 穆宣臻

書　　名 醫説續編
輯　　者 〔明〕周 恭
出版發行 蘇州大學出版社
地址：蘇州市十梓街1號 電話：0512-67480030
古吳軒出版社
地址：蘇州市八達街118號蘇州新聞大厦30F 電話：0512-65233679
印　　刷 常州市金壇古籍印刷廠有限公司
開　　本 889 × 1194 1/16
印　　張 69.75
版　　次 2024 年 12 月第 1 版
印　　次 2024 年 12 月第 1 次印刷
書　　號 ISBN 978-7-5672-5064-2
定　　價 480.00 元（全二册）

《蘇州全書》編纂工程

總主編

劉小濤　吳慶文

學術顧問（按姓名筆畫爲序）

王　芳　王　宏　王　堯　王　鍔　王紅蕾　王華寶　王爲松　王衛平
王餘光　王鍾陵　朱棟霖　朱誠如　任　平　全　勤　江慶柏　江澄波
汝　信　阮儀三　杜澤遜　李　捷　吳　格　吳永發　何建明　言恭達
沈坤榮　沈燮元　武秀成　范小青　范金民　茅家琦　周　秦　周少川
周國林　周勛初　周新國　胡可先　胡曉明　姜　濤　姜小青　韋　力
姚伯岳　馬亞中　袁行霈　華人德　莫礪鋒　徐　俊　徐　海　徐　雁
徐惠泉　徐興無　唐力行　陸振嶽　陸儉明　陳子善　陳正宏　陳尚君
陳紅彥　陳廣宏　黄愛平　黄顯功　崔之清　張乃格　張志清　張伯偉
張海鵬　葉繼元　葛劍雄　單霽翔　程章燦　程毅中　喬治忠　鄔書林
賀雲翺　詹福瑞　趙生群　廖可斌　熊月之　樊和平　劉　石　劉躍進
閻曉宏　錢小萍　戴　逸　韓天衡　嚴佐之　顧　薌

《蘇州全書》編纂出版委員會

主任 金潔 查穎冬

副主任 黄錫明 吳晨潮 王國平 羅時進

編委（按姓名筆畫爲序）

丁成明 王煒 王寧 王忠良 王偉林 王稼句 王樂飛 尤建豐
卞浩宇 田芝健 朱江 朱光磊 朱從兵 李忠 李軍 李峰
李志軍 吳建華 吳恩培 余同元 沈鳴 沈慧瑛 周曉 周生杰
查焱 洪曄 袁小良 徐紅霞 卿朝暉 高峰 凌郁之 陳潔
陳大亮 陳其弟 陳衛兵 陳興昌 孫寬 孫中旺 黄啟兵 黄鴻山
接曄 曹煒 曹培根 張蓓蓓 程水龍 湯哲聲 蔡曉榮 臧知非
管傲新 齊向英 歐陽八四 錢萬里 戴丹 謝曉婷 鐵愛花

前言

中華文明源遠流長，文獻典籍浩如烟海。這些世代累積傳承的文獻典籍，是中華民族生生不息的文脉和根基。蘇州作爲首批國家歷史文化名城，素有『人間天堂』之美譽。自古以來，這裏的人民憑藉勤勞和才智，創造了極爲豐厚的物質財富和精神文化財富，使蘇州不僅成爲令人嚮往的『魚米之鄉』，更是實至名歸的『文獻之邦』，爲中華文明的傳承和發展作出了重要貢獻。

蘇州被稱爲『文獻之邦』由來已久，早在南宋時期，就有『吳門文獻之邦』的記載。宋代朱熹云：『文，典籍也；獻，賢也。』蘇州文獻之邦的地位，是歷代先賢積學修養、劬勤著述的結果。明人歸有光《送王汝康會試序》云：『吳爲人材淵藪，文字之盛，甲於天下。』朱希周《長洲縣重修儒學記》亦云：『吳中素稱文獻之邦，蓋子游之遺風在焉，士之嚮學，固其所也。』《江蘇藝文志·蘇州卷》收録自先秦至民國蘇州作者一萬餘人，著述達三萬二千餘種，均占江蘇全省三分之一强。古往今來，蘇州曾引來無數文人墨客駐足流連，留下了大量與蘇州相關的文獻。時至今日，蘇州仍有約百萬册的古籍留存，入選『國家珍貴古籍名録』的善本已達三百一十九種，位居全國同類城市前列。其中的蘇州鄉邦文獻，歷宋元明清，涵經史子集，寫本刻本，交相輝映。此外，散見於海内外公私藏家的蘇州文獻更是不可勝數。它們載録了數千年傳統文化的精華，也見證了蘇州曾經作爲中國文化中心城市的輝煌。

蘇州文獻之盛得益於崇文重教的社會風尚。春秋時代，常熟人言偃就北上問學，成爲孔子唯一的南方弟子。歸來之後，言偃講學授道，文開吳會，道啓東南，被後人尊爲『南方夫子』。西漢時期，蘇州人朱買臣負薪讀書，穹窿山中至今留有其『讀書臺』遺迹。兩晉六朝，以『顧陸朱張』爲代表的吳郡四姓涌現出大批文士，在不少學科領域都貢獻卓著。及至隋唐，蘇州大儒輩出，《隋書·儒林傳》十四人入傳，其中籍貫吳郡者二人；《舊唐書·儒學傳》三十四人入正傳，其中籍貫吳郡（蘇州）者五人。文風之盛可見一斑。北宋時期，范仲淹在家鄉蘇州首創州學，並延名師胡瑗等人教授生徒，此後縣學、書院、社學、義學等不斷興建，蘇州文化教育日益發展。故明人徐有貞云：『論者謂吾蘇也，郡甲天下之郡，學甲天下之學，人才甲天下之人才，偉哉！』在科舉考試方面，蘇州以鼎甲萃集爲世人矚目，清初汪琬曾自豪地將狀元稱爲蘇州的土産之一，有清一代蘇州狀元多達二十六位，占全國的近四分之一，由此而被譽爲『狀元之鄉』。近現代以來，蘇州在全國較早開辦新學，發展現代教育，涌現出顧頡剛、葉聖陶、費孝通等一批大師巨匠。中華人民共和國成立後，社會主義文化教育事業蓬勃發展，蘇州英才輩出、人文昌盛，文獻著述之富更勝於前。

蘇州文獻之盛受益於藏書文化的發達。蘇州藏書之風舉世聞名，千百年來盛行不衰，具有傳承歷史長、收藏品質高、學術貢獻大的特點，無論是卷帙浩繁的圖書還是各具特色的藏書樓，以及延綿不絕的藏書傳統，都成爲中華文化重要的組成部分。據統計，蘇州歷代藏書家的總數，高居全國城市之首。南朝時期，蘇州就出現了藏書家陸澄，藏書多達萬餘卷。明清兩代，蘇州藏書鼎盛，絳雲樓、汲古閣、傳是樓、百宋一廛、藝芸書舍、鐵琴銅劍樓、過雲樓等藏書樓譽滿海内外，彙聚了大量的珍貴文獻，對古代典籍的收藏保護厥功至偉，亦於文獻校勘、整理裨益甚巨。《舊唐書》自宋至明四百多年間已難以考覓，直至明嘉靖十七年（一五三八），聞人詮在蘇州爲官，搜討舊籍，方從吳縣王延喆家得《舊唐書》『紀』和『志』部分，從長洲張汴家得《舊唐書》『列傳』部分，『遺籍俱出宋時模板，旬月之間，二美璧合』，于是在蘇州府學中槧刊，《舊唐書》自此得以彙而成帙，復行於世。清代嘉道年間，蘇州黄丕烈和顧廣圻均爲當時藏書名家，且善校書，『黄跋顧校』在中國文獻史上影響深遠。

蘇州文獻之盛也獲益於刻書業的繁榮。蘇州是我國刻書業的發祥地之一，早在宋代，蘇州的刻書業已經發展到了相當高的水平，至今流傳的杜甫、李白、韋應物等文學大家的詩文集均以宋代蘇州官刻本爲祖本。宋元之際，蘇州磧砂延聖院還主持刊刻了中國佛教史上著名的《磧砂藏》。明清時期，蘇州成爲全國的刻書中心，所刻典籍以精善享譽四海，明人胡應麟有言：『凡刻之地有三，吴也、越也、閩也。』他認爲『其精，吴爲最』，『其直重，吴爲最』。又云：『余所見當今刻本，蘇常爲上，金陵次之，杭又次之。』清人金埴論及刻書，仍以胡氏所言三地爲主，則謂『吴門爲上，西泠次之，白門爲下』。明代私家刻書最多的汲古閣、清代坊間刻書最多的掃葉山房均爲蘇州人創辦，晚清時期頗有影響的江蘇官書局也設於蘇州。據清人朱彝尊記述，汲古閣主人毛晉『力搜秘册，經史而外，百家九流，下至傳奇小説，廣爲鏤版，由是毛氏鋟本走天下』。由於書坊衆多，蘇州還産生了書坊業的行會組織崇德公所。明清時期，蘇州刻書數量龐大，品質最優，裝幀最爲精良，爲世所公認，國内其他地區不少刊本也都冠以『姑蘇原本』，其傳播遠及海外。

蘇州傳世文獻既積澱着深厚的歷史文化底藴，又具有穿越時空的永恒魅力。從范仲淹的『先天下之憂而憂，後天下之樂而樂』，到顧炎武的『天下興亡，匹夫有責』，這種胸懷天下的家國情懷，早已成爲中華民族精神的重要組成部分，傳世留芳，激勵後人。南朝顧野王的《玉篇》，隋唐陸德明的《經典釋文》、陸淳的《春秋集傳纂例》等均以實證明辨著稱，對後世影響深遠。明清時期，馮夢龍的《喻世明言》《警世通言》《醒世恒言》，在中國文學史上掀起市民文學的熱潮，具有開創之功。吴有性的《温疫論》、葉桂的《温熱論》，開温病學研究之先河。蘇州文獻中藴含的求真求實的嚴謹學風、勇開風氣之先的創新精神，已經成爲一種文化基因，融入了蘇州城市的血脉。不少蘇州文獻仍具有鮮明的現實意義。明代費信的《星槎勝覽》，是記載歷史上中國和海上絲綢之路相關國家交往的重要文獻。鄭若曾的《籌海圖編》和徐葆光的《中山傳信録》，爲釣魚島及其附屬島嶼屬於中國固有領土提供了有力證據。魏良輔的《南詞引正》、嚴澂的《松絃館琴譜》、計成的《園冶》，分别是崑曲、古琴及園林營造的標志性成果，這些藝術形式如今得以名列世界文化遺産，與上述名著的嘉惠滋養密不可分。

維桑與梓，必恭敬止；文獻流傳，後生之責。蘇州先賢向有重視鄉邦文獻整理保護的傳統。方志編修方面，范成大《吳郡志》爲方志創體，其後名志迭出，蘇州府縣志、鄉鎮志、山水志、寺觀志、人物志等數量龐大，構成相對完備的志書系統。地方總集方面，南宋鄭虎臣輯《吳都文粹》、明錢穀輯《吳都文粹續集》、清顧沅輯《吳郡文編》先後相繼，收羅宏富，皇皇可觀。常熟、太倉、崑山、吳江諸邑，周莊、支塘、木瀆、甪直、沙溪、平望、盛澤等鎮，均有地方總集之編。及至近現代，丁祖蔭彙輯《虞山叢刻》《虞陽説苑》，柳亞子等組織『吳江文獻保存會』，爲搜集鄉邦文獻不遺餘力。江蘇省立蘇州圖書館於一九三七年二月舉行的『吳中文獻展覽會』規模空前，展品達四千多件，並彙編出版吳中文獻叢書。然而，由於時代滄桑，圖書保藏不易，蘇州鄉邦文獻中『有目無書』者不在少數。同時，囿於多重因素，蘇州尚未開展過整體性、系統性的文獻整理編纂工作，許多文獻典籍仍處於塵封或散落狀態，没有得到應有的保護與利用，不免令人引以爲憾。

進入新時代，黨和國家大力推動中華優秀傳統文化的創造性轉化和創新性發展。習近平總書記强調，要讓收藏在博物館裏的文物、陳列在廣闊大地上的遺産、書寫在古籍裏的文字都活起來。二〇二二年四月，中共中央辦公廳、國務院辦公廳印發《關於推進新時代古籍工作的意見》，確定了新時代古籍工作的目標方向和主要任務，其中明確要求『加强傳世文獻系統性整理出版』。盛世修典，賡續文脉，蘇州文獻典籍整理編纂正逢其時。二〇二二年七月，中共蘇州市委、蘇州市人民政府作出編纂《蘇州全書》的重大決策，擬通過持續不斷努力，全面系統整理蘇州傳世典籍，着力開拓研究江南歷史文化，編纂出版大型文獻叢書，同步建設全文數據庫及共享平臺，將其打造爲彰顯蘇州優秀傳統文化精神的新陣地，傳承蘇州文明的新標識，展示蘇州形象的新窗口。

『睹喬木而思故家，考文獻而愛舊邦。』編纂出版《蘇州全書》，是蘇州前所未有的大規模文獻整理工程，是不負先賢、澤惠後世的文化盛事。希望藉此系統保存蘇州歷史記憶，讓散落在海内外的蘇州文獻得到挖掘利用，讓珍稀典籍化身千百，成爲認識和瞭解蘇州發展變遷的津梁，並使其中藴含的積極精神得到傳承弘揚。

觀照歷史，明鑒未來。我們沿着來自歷史的川流，承荷各方的期待，自應負起使命，砥礪前行，至誠奉獻，讓文化薪火代代相傳，並在守正創新中發揚光大，爲推進文化自信自强、豐富中國式現代化文化内涵貢獻蘇州力量。

《蘇州全書》編纂出版委員會

二〇二二年十二月

凡例

一、《蘇州全書》(以下簡稱『全書』)旨在全面系統收集整理和保護利用蘇州地方文獻典籍,傳播弘揚蘇州歷史文化,推動中華優秀傳統文化傳承發展。

二、全書收録文獻地域範圍依據蘇州市現有行政區劃,包含蘇州市各區及張家港市、常熟市、太倉市、崑山市。

三、全書着重收録歷代蘇州籍作者的代表性著述,同時適當收録流寓蘇州的人物著述,以及其他以蘇州爲研究對象的專門著述。

四、全書按收録文獻内容分甲、乙、丙三編。每編酌分細類,按類編排。

(一)甲編收録一九一一年及以前的著述。一九一二年至一九四九年間具有傳統裝幀形式的文獻,亦收入此編。按經、史、子、集四部分類編排。

(二)乙編收録一九一二年至二〇二一年間的著述。按哲學社會科學、自然科學、綜合三類編排。

(三)丙編收録就蘇州特定選題而研究編著的原創書籍。按專題研究、文獻輯編、書目整理三類編排。

五、全書出版形式分影印、排印兩種。甲編書籍全部采用繁體竪排;乙編影印類書籍,字體版式與原書一致;乙編排印類書籍和丙編書籍,均采用簡體横排。

六、全書影印文獻每種均撰寫提要或出版説明一篇,介紹作者生平、文獻内容、版本源流、文獻價值等情況。影印底本原有批校、題跋、印鑒等,均予保留。底本有漫漶不清或缺頁者,酌情予以配補。

七、全書所收文獻根據篇幅編排分册，篇幅適中者單獨成册，篇幅較大者分爲序號相連的若干册，篇幅較小者按類型相近原則數種合編一册。數種文獻合編一册以及一種文獻分成若干册的，頁碼均連排。各册按所在各編下屬細類及全書編目順序編排序號。

醫説續編

〔明〕周恭　輯

據南京圖書館藏明隆慶三年（一五六九）曹灼刻本影印。

提要

《醫説續編》十八卷，明周恭輯。

周恭，生卒年不詳，字寅之，號梅花主人。明中葉崑山人。業儒，通經博學，甘貧養晦，隱居鄉里，授徒自給，歸有光曾從其受學。喜吟咏，爲詩古雅典則。好方書，擅醫學。著有《西浜叢語》《枕流集》《醫效日鈔》《增校醫史》等。

《醫説續編》爲續宋張杲《醫説》而作，又名《醫説會編》。張氏之《醫説》，博采子史，目覽耳聞，所載古今醫事，多出醫書之外。周氏作《醫説續編》，多采通行經典醫書，集名醫名家之撰述，立論精詳，論病切實，列方平常，雖不及《醫説》博洽，亦足補其未備。兩者彼此互證，不僅可增益見聞，亦可覘學風變遷。

《醫説續編》凡十八卷。卷一述醫書及針灸，其中醫書二十三條，針灸十九條。卷二述脉法及醫，其中脉法十五條，醫三十七條。卷三述用藥及藥戒，其中用藥二十七條，藥戒二十一條。卷四述養生調攝，計四十七條。卷五述食忌、雜記及癘風、諸風，其中食忌三十四條，雜記（通類醫之能否）十四條，癘風五條，諸風三十九條。卷六至卷十七述疾病，臚列内外婦兒及口齒各科病症近千條。卷十八述諸方，列常用方劑二百六十餘則。全書采擷王璆、李東垣、朱丹溪、趙良仁、滑壽等諸家之論，其中不乏周氏按語發明，頗中肯綮。

《醫説續編》初刊於明弘治六年（一四九三），今未見存世。本次影印以南京圖書館藏明隆慶三年（一五六九）曹灼重刻本爲底本，原書框高十九·五厘米，廣十五厘米。書前有歸有光序，周氏自序，鈐有『錢唐丁氏正修堂藏書』印。

新刻醫説會編序

周寅之先生與先大父同里相善為詩社日相過從予世父及先人皆少從學予年七歲從授孝經大義見先生竟日焚香端坐時稱隱君子者必曰先生先生嘗作八哀詩吳文定公為之序刑侍周充之跋而刻之先生

之子壻河南右方伯朱顒伯梓
其詩稿曰枕流集先生尤好方
書嘗取宋張季明醫説增廣其
未備爲五十卷其自叙以爲學
者求季明之書參予之所宜者
於素難諸家泝而通之醫之術
其庶幾矣又病季明書求其精
微取法於世闡明三皇以来之

道未有聞焉則知先生之所以
自負蓋謂其能有所發明而得
其精微者也東倉曹比部用晦
嘉其有益於世曰鋟梓以廣其
傳而先生之孫太學生世昌請
予序之予觀其書皆先生手自
繕寫筆畫端楷無一字潦草歟
其為書之不苟也昔漢成帝河

平中命侍醫李柱國校醫經七家經方十有一家後世世其書益廣無慮數百家今自神農黄帝經方扁鵲八十一難經及靈樞甲乙諸書世多有存者如六經未嘗不行於世顧學者得其精微爲難耳觀先生之所自叙則知其所自得愈於李明之書其

可傳無疑也比部君龥梓行之
仁者之用心尤可歎尚云
隆慶三年夏四月乙亥門人前
進士歸有光舟次安平書

醫說會編序

宋張季明作醫說十卷上自三皇并歷代以下名醫一卷醫書本草鍼灸及醫之神者又一卷其他神方診法并百病類門與八夫醫功報應警於世者准是數也其間所序者求其精微取法於後世闡明三皇以來之道則未有聞焉予因其所未備者搜而得之醫書則二十三條鍼灸者十有九條脉法之條十有五論醫之法三十有七用藥者三十有八其藥戒則二十一養生調攝并食忌總計八十餘通類醫之能否者則有十四餘列季明所未有者及百病分門治法一病而施治有不同者又將千條諸方二百六十餘則又次之凡十八卷名曰醫說會編使學者求季明

之書參予之所宜者於素難諸家派而通之醫之術微有所試矣予甞謂從聖賢之道求聖賢之心不過以利濟天下使達而在上於天下之物莫不有被其澤者其窮而在下則雖有扶世阜民之志將安展其所施乎故先正有曰達則爲良相不達則爲良醫相不可幸而致醫又安可幸而爲耶蓋欲其利物之心同也吾將告夫忠信之人以仁存心以及物爲意則其術必有大過人者使心馳於利則必昧乎其術求免於殺人者寡矣是何異於宰物者之陽仁義而陰苞苴又欲求乎盛名而保禄位其與索價之醫望十全之治求逼於時不亦難矣所謂良相良醫可乎醫說之書幸投於君子則萬世生民之利何其博哉

弘治六年癸丑秋九月下澣崑山周恭書

醫說會編序終

醫説會編目録

醫說會編目録

醫說續編卷第一

崑山　周恭　輯

醫書

論素問靈樞經

內經素問世稱黄帝岐伯問答之書及觀其旨意殆非一時之言其所撰述亦非一人之手劉向指爲諸韓公子所著程子謂出於戰國之末而其大畧正如禮記之萃於漢儒而與孔子子思之言並傳也蓋靈蘭秘典五常正大六元正紀等篇無非闡明陰陽五行生制之理配象合德實切於人身其諸色脉病名鍼刺治要皆推是理以廣之而皇甫謐之甲乙楊上善之太素亦皆本之於此而微有異同醫家之大綱

要法無越是書矣然按西漢藝文志有內經十八卷及扁鵲白氏云內經凡三家而素問之目乃不列至隋經籍志始有素問之名而不指爲內經唐王冰乃以九靈九卷牽合漢志之數而爲之註釋復以陰陽大論託爲其師張公所藏以補其亡逸而其用心亦勤矣惜乎朱墨混淆玉石相亂訓詁失之於迂疎引援或鈌於切當至宋林億高若訥等正其誤文而增其闕義頗於冰爲有功今於各篇之內註意與經相類者仍斷章摘句而釋以已意冀與同志商榷非敢妄議前修也　內經靈樞漢藝文志皆不錄隋有鍼經九卷唐有靈寶註及黃帝九靈經十二卷而已或謂王冰以九靈更名爲靈樞又謂九靈尤詳於鍼故

皇甫謐名之爲鍼經即隋志鍼經九卷苟一書而二名不應唐志別出鍼經十二卷也所謂靈寶註者乃扁鵲太玄君所箋世所罕傳宋季有靈樞畧一卷今亦湮没紹興初史崧併是書爲十一卷而復其舊較之他本頗善學者當與素問並觀蓋其旨意互相發明故也並呂復

論素問本草

孔安國序書曰伏羲神農黄帝之書謂之三墳言大道也夫三墳書亡而不傳矣今世間有所謂三墳書者乃後人附託僞爲之文不足取信况五典中止存唐虞二典餘三典亦不存嘗考先儒論三皇五帝者紛紜不一易繫辭孔子作也雖不明立三皇之名然

伏羲神農黃帝以次繼言故説者遂憑之至於五帝繫辭但舉堯舜而不及少昊等不知安國何所據而言之耶以易爲伏羲之書歟伏羲止畫卦而未嘗有言也以本草爲神農之書歟則帝王世紀謂黃帝使岐伯嘗味百草木定本草經非神農自作也以内經爲黃帝之書歟則程邵二子謂素問出於七國時非古經也要之本草内經縱使眞是神農黃帝之書亦正聖人一事耳不可以爲大道而與易同列也雖然本草内經亦何必直欲爲眞是神農黃帝之書但足可憑用而爲天下後世之惠則大幸也王履

又

劉禹錫云神農本經以硃書名醫別録以墨書傳寫

旣久殘墨錯亂遂令後人以爲非神農書以此故也至於素問本經議者以爲戰國時書加以補亡數篇則顯然非太素中語宜其以爲非軒岐書也王好古

論本草

本草三卷舊稱神農本經漢藝文志未嘗錄至梁陶隱居始尊信而表彰之謂此書應與素問同類但後人多更修飾之耳秦皇所焚醫方卜術不與故猶得全錄及遭漢獻之遷徙晉懷之奔迸文籍焚靡千不遺一今之所存止此三卷是其本經然所出郡縣乃多後漢時制疑張仲景華元化所記舊經之藥止三百六十五種陶氏進名醫別錄亦三百六十五種因而註釋分爲七卷唐李英公世勣與蘇恭參攷得失

又增一百一十四種分爲二十卷世謂之唐本草宋劉翰等又附益醫家嘗用者一百二十種僞蜀孟昶亦命其臣韓保昇等以唐本圖經參比增廣世謂之蜀本草至宋劉禹錫等補註新舊藥合一千八十二種定以白字爲神農所説黑字爲名醫所傳草石之品可謂大備也若雷公以下蔡邕徐大山秦承祖王季璞鄭虔諸公所譔名本草者凡三十九部三百五十卷雖顯晦不齊無非輔翼舊經焉耳近代陳衍作本草折衷王好古作湯液本草亦删繁之遺意也竊意舊記郡縣古今沿革不同及一物而根苗異名或同名而異質而主療互見者尚須考之俾歸于一可也

論難經

難經十三卷題越人祖述黄帝内經設爲問答之辭以示學者所引經言多非靈素本文蓋古有其書而今亡之耳隋時有吕博望註本不傳宋王惟一集五家之説而醇疵或相亂惟虞氏粗爲可觀紀齊卿註爲稍密因附辨楊玄操吕廣王宗正三子之非周仲立頗加訂易而考證未明李子埜亦爲句解而無所啓發近代張潔古註後附藥殊非經意王少卿演繹其説目曰重玄亦未足以發前人之藴予嘗輯諸家之長先訓詁而後辭意竊附鄙説其間以便後學未敢以爲是也

論傷寒論

傷寒論十卷乃後漢張機仲景用素問熱論之説廣
伊尹湯液而爲之至晉王叔和始因舊説重爲譔次
而宋成無巳復爲之註釋其後龐安常朱肱許叔微
韓祗和王寔之流因亦互有開發而大綱大要無越
乎汗吐下溫四法而巳蓋一證一藥萬選萬中千載
之下如合符節前修指爲羣方之祖信矣所可憾者
審脉時汨王氏之言三陰率多斷簡況張經王傳亦
往往反覆後先亥豕相雜自非字字句句熟玩而精
思之未有能造其閫奧者陳無擇嘗補三陰證藥於
三因論其意蓋可見矣近人徐止善作傷寒補亡恐
與先哲之意不合予因竊舉大要以補成氏之未備
知醫君子或有所取也並呂復

論金匱方

宋高保衡等序金匱方論曰張仲景傷寒卒病論合十六卷今世但傳傷寒十卷雜病未見其書王冰在館閣蠹簡中得仲景金匱玉函要畧方三卷愚觀金匱方論所載俱是雜病而卒病止數條耳不可便以此爲高保衡所言之卒病也若以傷寒爲卒病而同爲一名則不當曰合十六卷况傷寒之傳經再經過經亦未必卒也意者其別有卒病論六卷而不之見歟

仲景書

仲景之書甚平易明白本無深僻但王叔和雜以已説遂使客反勝主而仲景所以創法本意淪晦不明

非仲景之文隱奧難讀也余嘗竊考其書欲以傷寒例居前而六經病次之差後諸病又次之類傷寒病又次之其餘論説與傷寒有所關者又次之至若雜病雜脉雜論與傷寒無預者皆畧去如此則仲景創法本意亦庶乎可覩也但三陰脉篇諸寒證方治固在有所必然者能知其所必然則迎刃而解矣並王履

論脉經

脉經十卷乃西晉太醫令王叔和本諸内經素問九靈及扁鵲仲景元化之説裒次而成實醫門之龜鏡診切之指的自與近代倣託鈐訣者不同歷歲既深傳授不一各秘所藏互有得失至宋秘閣林億等始考證謬妄頗加攺易意其新譔四時經之類皆林氏

所增入陳孔碩何大任毛升王宗卿輩皆嘗審訂刋傳今不多見近人謝堅白以其所藏舊本刻于豫章傳者始廣余嘗摭其精語幷引內經之辭作診切樞要二卷非敢剪其冗複間亦補其闕漏且附私說各條之下以與同志研究爾呂復

論脉訣

陳無擇云王叔和脉訣即高陽生剽竊是亦後人增益者雜之也何以知其然余觀劉元賓註本雜病生死歌後比之他本即少八句觀此八句不甚滑溜與上文書意重疊後人安得不疑與本草碎書雜亂素問之補亡混淆何以異哉宜乎識者非之繼而紛紜不已也吾不知他時誰爲是正如元賓與潔古許究

而明稱其中凡有所疑而不古者削去之或不復註而直書本文吾不知爲意易曉不必云耶爲非聖賢之語而辨之耶二者必居一於此矣王好古

又

脉訣一卷乃六朝高陽生所譔託以叔和之名謬立七表八裏九道之目以惑學者通眞子劉元賓爲之註且續歌括附其後辭既鄙俚意亦滋晦今代王光國刪其舊辭而益以新語既不出其畦逕安能得乎本原如清溪徐裔甄權李上交輩皆自譔註凡十餘家亦每蹈襲前說在叔和之所不取讀者止記入式歌以馴至乎脉經可也

論病源論

病源論五十卷乃隋大業太醫博士巢元方奉敕譔集源諸病候而附以養生導引諸法裒成一家之書醇疵相混蓋可見矣宋之監署乃用爲課試又復循襲列醫門之七經然附會雜揉非復當時之舊巨眼者當自見之吳景賢亦作病源一書近代不傳

論太始天元玉冊元誥

太始天元玉冊元誥十卷不知何人所作歷漢至唐諸藝文志俱不載録其文自與内經不類非戰國時書其間有天眞皇人昔書其文若道正無爲先天有之太易無名先於道生等語皆老氏遺意意必老氏之徒所著大要推原五運六氣上下臨御主客勝復政化淫正及三元九宮太乙司政之類殊爲詳明深

足羽翼内經六微旨五常政等篇

論太元君

太元君扁鵲爲之註猶郭象之於南華非新學之所易曉觀其經註一律似出一人之手謂扁鵲爲黄帝時人則其書不古謂扁鵲爲秦越人則傳中無太元君之號醫門假託率多類此

論玄珠密語

玄珠密語十卷乃啓玄子所述其自序謂得遇玄珠子而師事之與我啓萌故自號啓玄子蓋啓問於玄珠也自曰玄珠密語乃玄珠子秘密口授之言也及考王氏素問序乃云辭理秘密難粗論述者别譔玄珠以陳其道二序政自相戾意者玄珠之名取諸蒙

莊子所謂黃帝遺玄珠使罔象得之之語則師事玄珠子而號啓玄者皆妄也宋高保衡等校正內經乃云詳王氏玄珠世無傳者今之玄珠乃後人附託之之耳雖非王氏之書亦於素問十九卷二十四卷頗有發明余嘗合素問觀之而家語所述乃六氣之說與高氏所指諸卷全不侔疑必刊傳者所誤也原其所從蓋攟摭內經六微旨及至眞要等五篇洎天元玉冊要言而附會雜說其諸紀運休祥之應未必可徵實僞書也苟啓玄別譔果見於世又豈止述氣運一端而已覽者取其長而棄其短可也

論中藏經

中藏經八卷少室山鄧處中云華先生佗遊公宜山

古洞值二老人授以療病之法得石淋上書一函用以施試甚驗余乃先生外孫因弔先生寢室夢有所授獲是經於石函中其託爲荒誕如此更不考傳獄吏焚書之實其僞不攻自破按唐志有吳普集華氏藥方別無中藏之名普其弟子宜有所集竊意諸論非普輩不能作鄧氏特附別方而更令名耳蓋其方用太平錢并山藥者蓋太平乃宋熈陵初年號薯蕷以避厚陵偏諱而始名山藥其餘可以類推然脉要及察聲色形證等說必出元化遺意覽者細爲審諦當自知之

論聖濟經

聖濟經十卷宋徽宗所作大要祖述内素而引援六

經旁及老氏之言以闡軒岐遺旨政和間頒是經於兩學辟雍生吳褆爲之解義若達道正紀等篇皆足以裨益治道啓迪衆工餘如孕元立本制字命物二三章釋諸字義失於穿鑿良由不考六書之過瑕瑜具存固無害於美玉也并呂復

論王冰註素問

啓玄子註素問恐有未盡以硃書待明者改删增益傳録者皆以墨書其中不無差誤如刺熱論註五十九刺首云王註豈啓玄子之自謂乎此一篇又可疑也兼與靈樞不同以此經比之素問八十九刺何者爲的以此觀之若是差别勞而無益學者安所適從哉莫若以金匱考之仲景所不言者皆所不取則正

知眞見定矣王好古

又

王冰之註善則善矣以其仁人之心而未必備聖賢之意故其註或有失者也蓋王冰之註惟說運氣處最爲詳盡其他則未免背戾經旨者得非運氣乃其所偏好而獨留心歟校正之說亦只是挑抉皮面而已此至公無私之論

論活人書

朱奉議多得仲景之意遂以本仲景之論而兼諸書之說編作活人書二十卷使後學者易爲尋檢施行用者多矣然其間亦有未合聖人之意者夫活人書固多有失仲景之意者至其得仲景之意處卻反出

近代諸子之右取其所長舍其所短則公義著矣竝王履

論原病式

守眞此書最爲精密平生造詣之深盡在乎此所以光掩前人而後來無繼也雖大醇之中或不免於小疵終莫能以微瑕而累夫白璧之至德也

論錢氏陳氏痘瘡方

讀前人之書當知其立言之意苟讀其書而不知其意求通於用不可得也痘瘡之論錢氏爲詳歷舉源流經絡明分表裏虛實開陳其施治之法而又證以論辨之言深得註書垂教之體學者讀而用之如求方圓於規矩較平直於準繩引而伸之觸類而長之

可爲無窮之應用也今人不知致病之因不求立方之意倉卒之際據證檢方漫爾一試設有不應并其書而廢之不思之甚也近因局方之教久行素問之學不講抱疾談醫者類皆喜熱而惡寒喜補而惡解利忽得陳氏方論皆燥熱補劑其辭確其文簡歡然用之翕然信之遂以爲錢氏不及陳氏遠矣或曰子以陳氏方爲不足歟曰陳氏方誠一偏之論然亦可謂著求病情者矣其意大率歸重於太陰一經蓋以手太陰屬肺主皮毛足太陰屬脾主肌肉肺金惡寒而易於感脾土惡濕而無物不受觀其用丁香官桂所以治肺之寒也用附朮半夏所以治脾之濕也使其肺果有寒脾果有濕而兼有虛量而與之中病則

止何傷之有哉今也不然徒見其瘡之出遲者身熱者泄瀉者驚悸者氣急者渴而思飲者不問寒熱虛實率投木香異功等散間有偶中隨手獲效設或誤投禍不旋踵何者古人用藥製方有向導有監制有反佐有因用若錢氏方固未嘗廢細辛丁香白术參芪等率有監制輔佐之藥不專務於溫補耳然其用涼寒者多而於輔助一法畧開端緒未曾深及痴人之前不可說夢錢氏之慮至矣亦將以候達者擴充推廣而用之雖渴者用溫藥痒塌者用補藥自陳氏發之迺出前輩然其多用桂附丁香等燥熱恐未爲適中也何者桂附丁香輩當有寒而虛者固是的當虛而未必寒者其爲害當何如耶陳氏立方之時必

有挾寒而痘瘡者其用燥熱補之固其宜也今未挾寒而用一偏之方寧不過於熱乎予嘗會諸家之粹求其意而用之實未敢據其成方也云云詳痘瘡門

張子和攻擊註論

愚閱張子和書惟務攻擊其意以爲正氣不能自病因爲邪所客所以爲病也邪去正氣自安因病在上在中在下深淺之不同立爲汗吐下三法以攻之初看其書將謂醫之法盡於是矣復因思内經有謂之虚者精氣虚也謂之實者邪氣實也夫邪所客必因正氣之虚然後邪得而客之苟正氣實邪無自入之理由是於子和之法不能不致疑於其間又思内經有言陰平陽祕精神乃治陰陽離決精氣乃絶又思

仲景有言病當汗解診其尺脉濇當與黄耆建中湯補之然後汗之於是以子和之書非子和之筆也夫子和馳名中土其法必有過於朋輩者何其書之所言與内經仲景之意若是之不同也於是決意於得名師以爲之依歸發其茅塞遂遊江湖但聞某處有某醫便往拜而問之連經數郡無一人焉後到定城始得原病式東垣方藁乃大悟子和之孟浪然終未得的然之議論將謂江淛間無可爲師者泰定乙丑夏始得聞羅太無於陳芝巖遂往拜之蒙叱罵者五七次趦趄三閲月始得降接因覩羅先生治一病僧黄瘦云云見七情門因大悟攻擊之法必其人元氣充實禀質本壯乃可行也否則邪去而正氣傷小病必重重

病必死羅每日有求醫者來先令某診視脉狀回稟羅但卧聽口授用某藥治某病以某藥監某藥以某藥爲引經往來一年半並無一定之方至於一方之中自有攻補兼用者亦有先攻後補者有先補後攻者又大悟古方治今病焉能脗合隨時取中其此之謂乎是時羅又言用古方治今病正如拆舊屋輳新屋其材木非一不再經匠氏之手其可用乎由是又思許學士釋微論曰予讀仲景書用仲景之法然未嘗守仲景之方乃爲得仲景之心也遂取東垣方藁手自抄録乃悟治病人當如漢高祖縱暴秦周武王縱商之後自非發財散粟與三章之法其受傷之氣倦憊之人何由而平復也於是定爲陰易乏陽易亢

攻擊宜詳審正氣須保護尚其以局方爲戒哉

辨局方

或曰仲景治傷寒著三百一十三方治雜病著金匱要畧二十有三門歷代名方汗牛充棟流傳至今明效大驗顯然耳目今吾子致疑於局方無乃失之謬妄乎予曰醫之視病問證已得病之情矣然病者一身血氣有淺深體段有上下臟腑有内外時月有久近形志有苦樂資禀有厚薄能毒有可否標本有先後年有老弱治有五方令有四時某藥治某病某經用某藥孰爲正治反治孰爲君臣佐使合是數者計較分毫議方治療貴乎適中今觀局方别無病源議論止於各方條述證候繼以藥石之分兩修製藥餌

之法度而又勉其多服常服久服殊不知一方通治諸病似乎立法簡便廣絡原野冀獲一兎寧免許學士之誚乎仲景諸方實萬世醫門之規矩準繩也後之欲為方圓平直者必於是而取則焉然猶設為問難藥作何應處以何法許學士亦曰我善讀仲景書而知其意然未嘗全用其方局方制作將擬仲景耶故不揣荒陋敢陳管見倘蒙改而正諸實為醫道之幸云云詳具本文

論讀仲景河間東垣三書

問仲景傷寒出證見方為醫書之祖亦先須看否答曰凡先入者為主內經盡陰陽之妙變化無窮諸書皆出於此如越人演八十一難經止得內經中一二

仲景取其傷寒一節河間以熱論變仲景之法東垣以飲食勞役立論非不各有所長愚謂先仲景書者以傷寒爲主恐誤内傷作外感先東垣書者以胃氣爲主恐誤外感爲内傷先河間書者以熱爲主恐誤以寒爲熱不若先主於内經則自然活潑潑地並朱震亨

傷寒三百九十七法辨

余自童時習聞此言以爲傷寒治法如是之詳且備也及攷之成無巳註本則所謂三百九十七法者茫然不知所在於是詢諸醫流亦不過熟讀此句而已欲其條分縷析以實其數則未遇其人遂乃反覆而推尋之以有論有方諸條數之則不及其數以有論有方有論無方諸條通數之則過其數除辨脉法平

仲

脉法并傷寒例及可汗不可汗可吐不可吐可下不可下諸篇外止以六經病篇中有論有方有論無方諸條數之則亦不及其數以六經病篇及痓濕暍霍亂陰陽易差後勞復病篇中有論有方有論無方諸條數之則亦過其數至以六經病痓濕暍霍亂陰陽易差後勞復篇中有論有方諸條數之則又太少矣竟不能決欲以此句視爲後人無據之言而不從則疑其或有所據或出仲景叔和而弗敢廢欲尊信而必從之則又多方求合而莫之遂宋林億等校正傷寒論其序曰今校定張仲景傷寒論十卷總二十篇證外合三百九十七法余於是就其十卷二十二篇而求之其六經篇霍亂篇陰陽易差後勞復篇中有

方治諸條以數爲計又重載於各篇之前又謂疾病至急倉卒難尋復重集諸可與不可方治分爲八篇亦以數爲計繼於陰陽易差後勞復篇之後其太陽上篇註曰一十六法太陽中篇註曰六十六法太陽下篇註曰三十九法陽明篇註曰四十四法少陽篇不言法太陰篇註曰三法少陰篇註曰二十三法厥陰篇註曰六法不可發汗篇註曰一法可發汗篇註曰四十一法發汗後篇註曰二十五法可吐篇註曰二法不可下篇註曰四法可下篇註曰四十四法汗吐下後篇註曰四十八法以其所註之數通計之得三百八十七法然少陽篇有小柴胡湯一法其不言者恐脫之也又可吐篇郤有五法其止言二法者恐

誤也併此脫誤四法於三百九十七法之中亦僅得
三百九十一法爾較之序文之說猶欠六法乃參之
脉經其可汗可吐等篇外比傷寒論又多可溫可灸
可刺可水可火不可刺不可灸不可水不可火諸篇
欲以此補其所欠則又甚多而不可用元泰定間程
德齋又作傷寒鈐法其自序曰若能精究是編則知
六經傳變三百九十七法在於指掌矣又曰六經二
百一十一法霍亂六法陰陽易差後勞復六法痓濕
暍九法不可汗一十六法宜汗四十一法不可吐五
法不可下五法可汗五法可吐五法餘亦以其說通
計之却止得三百一十八法於三百九十七法中尚
欠七十八法觀其序文乃如彼考其所計乃如此則

知其猶未能灼然以得其實數而無疑也故下文細數中止重叙六經霍亂痓濕暍陰陽易差後勞復諸法而已彼可汗不可汗等諸法再不重叙也近批點傷寒論者何不攷其非乃一宗其所銓字號而不敢少易乎余由是屏去其説但即論其本文寢食與俱以紬繹之一旦豁然始悟其所討之數於理不通而非仲景叔和之説矣夫傷寒論仲景之所作也至叔和時已多散落雖叔和搜采成書終不能復其舊然則今之所傳者非全書也明矣後之昧者乃不察此必欲以全書視之爲銓爲括斷之曰某經幾證某經幾方以謂傷寒治法畧無餘蘊矣殊不知其間有論無方者甚多至若前篇引内經所叙六經病證除太

陽少陰證爲後篇所有外其陽明篇無目疼少陽篇言胷脇滿而不言痛太陰篇無嗌乾厥陰篇無囊縮若此者非皆本無也必有之而脫之耳雖然爲鈐括者膠柱調瑟但知叔和之重載而不知其所以重載之意也夫叔和旣撰次於搜採之餘復重載各篇方治并諸可與不可方治者非他不過慮人惑於紛亂故示之以簡便而巳林億乃弗解其意遂不問重與不重一槩通數之以立總目何不觀重載八篇之中其方治者止有一十五條爲六經篇之所無其餘一百五十三條皆六經篇巳數過者安有一法而當兩數之理乎雖程德齋去取與林億頗異然亦五十步笑百步耳其不重數發汗後并吐汗下後諸法固爲

是矣至於宜汗四十一法却又俱是一法當兩數者與林億所計何以異哉推原其意似亦不見林億所計細數止聞三百九十七法之目遂自就論中尋而數之欲以實其總數然而卒不能實故爲此含糊之說以欺後人反又不逮林億所言也竊嘗思之縱使三百九十七法之言不出於林億等而出於億之前亦不足用此言旣出則後之聞者必當覈其是非以歸於正而乃遵守聽從以爲千載不易之定論悲夫余今於三百九十七法內除去重複者與無方治者止以有方治而不重複者計之得二百三十八條并以治字易法字而曰二百三十八治如此則庶或可通也若以法言則仲景一書無非法也豈獨有方者

然後爲法哉且如論證論脈與夫諄諄教戒而使人按之以爲望聞問切之準則者其可謂之法乎其不可謂之法乎雖然六經之外諸條其二家去取不同固不必辨然其於六經之中尤每有悖理而不通者姑陳一二如太陽病三日已發汗若吐若下若溫鍼仍不解者此爲壞病桂枝不中與也觀其脉證知犯何逆隨證治之桂枝本爲解肌若其人脉浮緊發熱汗不出者不可與之也常須識此勿令誤也若酒客病不可與桂枝湯得之則嘔以酒客不喜甘故也喘家作桂枝湯加厚朴杏子佳凡服桂枝湯吐者其後必吐膿血也林億所校本則自太陽病止勿令誤也爲一法自若酒客病止杏子佳爲一法自凡服桂枝

湯止吐膿血也則爲證不爲法程德齋鈐法則自太陽病止隨證治之爲一法自桂枝本爲解肌止必吐膿血也爲一法又林億本於病脇下素有痞連在臍旁痛引少腹入陰筋者此名臟結死一條則數爲一法於其餘死不治者則皆不數程德齋鈐法於陽明病下血譫語者此爲熱入血室但頭汗出者刺期門隨其實而瀉之濈然汗出愈一條則不數而太陽刺肝俞肺俞期門諸條卻又數之而弗遺餘如兩條同類一云當汗而無方一云當汗而有方則取其有方者而畧其無方者又如當取而不取不當取而取者蓋亦甚多不可悉舉若此者悖理不通二家皆所不免所謂楚固失矣齊亦未爲得也苟熟玩論之本文

以較其言則罅漏出矣王履

鍼灸

傷寒灸之可否

内經云脉之所見邪之所在脉沉者邪氣在内脉浮者邪氣在表世醫只知脉之説不知病證之禁忌若表見寒證身汗出身常清數慄而寒不渴欲覆厚衣常惡寒手足厥皮膚乾枯其脉必沉細而遲但有一二證皆宜灸之陽氣下陷故也若身熱惡熱時見躁作或面赤面黃咽乾嗌乾口乾舌上黃赤時渴咽嗌痛皆熱在外也但有一二證皆不宜灸其脉必浮數或但數亦不可灸灸之灾害立生若有臭不聞香臭臭流清涕眼臉時痒或欠或嚏惡寒其脉必沉是脉

證相應也或輕手得弦緊者是陰伏其陽也雖面赤宜灸之不可拘於面赤色而禁之也劉純

辨傷寒五十九刺

五十九刺者爲頭上五行以逑越諸陽之熱也

大杼　膺俞　缺盆　背俞此八者以瀉胷中之熱也

氣衝　三里　巨虛　上下廉此八者以瀉胃中之熱也

雲門　髃骨　委中　髓空此八者以瀉四肢之熱也

徐秋夫療鬼穴

凡有病者鬼邪須鍼鬼穴鬼去病除其應如神

一鍼名鬼宮人中是也針入三分　二鍼名鬼信少商是也針入三分

三鍼名鬼節隱白是也針入三分　四鍼名鬼心太陵是也針入三分

五鍼名鬼路行間是也針入三分　六鍼名鬼枕風府是也針入三分

七鍼名鬼關頰車是也針入三分　八鍼名鬼門承漿是也針入三分

九鍼名鬼臂間使是也針入五分　十鍼名鬼額正髮際是針入二分

十一鍼名鬼會正乳是也針入一分

十二鍼名鬼腿陽陵是也針入三分

十三鍼名鬼身異名舌縫是也針入舌縫中間一分出紫血治身腫難言心經邪熱微出血便効

九鍼形

鑱鍼平半寸長一寸六分其頭大末銳其病熱在頭身宜此

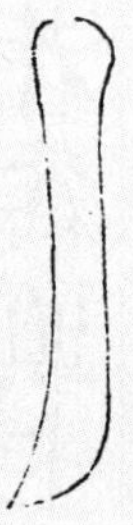

員鍼其身員鋒如卵形長一寸六分肉分氣滿宜此

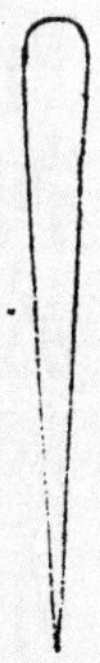

鍉鍼鋒如黍粟之銳長三寸五分脉氣虛少宜此

鋒鍼刃三隅長一寸六分瀉熱出血發泄痼病宜此

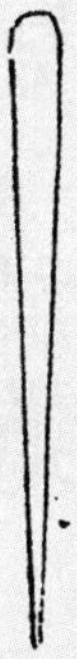

鈹鍼一名鈹針末如劒鋒廣二寸半長四寸破癰腫出膿血

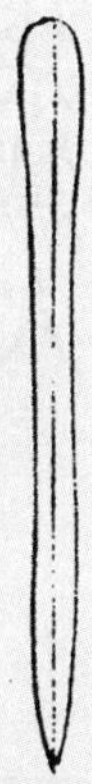

圓利鍼尖如毫且圓且利中身微大長一寸六分調陰陽去暴痺

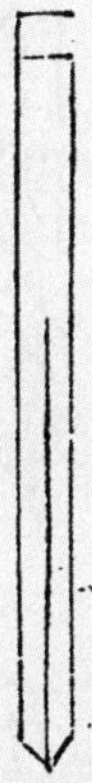

毫鍼法象毫尖如蚊虻喙長三寸六分調經絡去疾病

長鍼鋒如刺長七寸痺深居骨解腰脊節腠之間者宜此

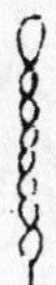

燔鍼一名焠針長四寸風虛合於骨解皮膚之間者宜此

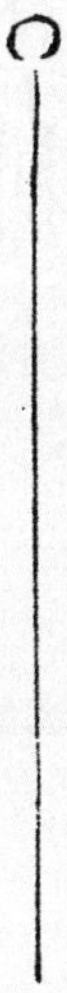

禁刺

病與相逆者皆不可刺

大渴　大飽　大饑　新内　大怒　大勞

大醉　大驚　大風　大雨　大寒　大熱

大虛　大困　大竭　濃雲　色脉不順

大患危疾　漉漉之汗　熇熇之熱　渾渾之脉

身熱甚陰陽交爭　五行刑制如心病遇癸日餘倣此

望不補　晦不瀉　弦不奪　朔不濟

禁鍼穴

腦戶　顖會　神庭　絡卻　玉枕　角孫　顱顖

承泣　承靈　神道　靈臺　膻中　水分　神闕

會陰　橫骨　氣衝　箕門　承筋　青靈

三陽絡　手五里凡二十二穴　合谷　三陰交二穴孕婦不宜針

石門女子忌之如針之令無子　雲門　鳩尾　缺盆　客主人四穴不宜針深

肩井此穴針深令人悶倒三里補之

禁灸穴

承光　瘂門　風府　天柱　素窌　臨泣　睛明

攢竹　迎香　禾窌　顴窌　絲竹空　白環俞

頭維　下關　脊中　肩貞　心俞　天牖　人迎

乳中　周榮　淵液　鳩尾　腹哀　少商　魚際

經渠　天府　中衝　陽關　陽池　隱白　漏谷

地五會　陰陵泉　條口　犢鼻　陰市　伏兎

髀關　委中　殷門　申脈　承扶凡四十五穴

用鍼八法

用鍼八法者迎隨一也轉鍼二也手指三也轉鍼頭四也虛實五也陰陽六也提按七也呼吸八也補瀉損益虛實在此八法

鍼用五門分主客

鍼用五門者井滎俞經合也春刺井夏刺滎秋刺經冬刺合季月刺俞以有五門一月亦同一日亦有五門同年賓客爲邪氣主人乃正氣知者刺之無不效也

定刺象木

鍼刺可曲可斜可直可正故定刺以象木性之曲直也

口藏比火

凡用鍼先以鍼含口内令溫調補榮衛以火性炎上即升降轉旋左右而下也

常山閻氏曰口溫鍼暖不惟滑利而少痛亦借已之和氣與患人榮衛無寒溫之爭便得相從若不先溫鍼暖與血氣相逆寒溫交爭而成瘡者多矣

灸刺分午前卯後離左酉南

午前卯後者乃卯辰巳三時也陽中之老陽可灸刺萬病之虛寒離左酉南者乃午未申三時也陽中之少陰可灸刺萬病之煩躁薰蒸之勞熱而瀉之灸以吹之灸時丈夫用室女婦人用童男吹之呵之反作清凉之氣也呵吹者灸之瀉法也

接氣通經法

凡欲取偏枯久患榮衛諸疾多是愈而復作者由氣不接而其經不通流雖有暫時之快客氣勝真病當未愈也當此迺令上接而下引呼吸多少經脉長短各有定數立法手三陽接而九呼過經四寸手三陰接而七呼過經五寸足之三陽接而一十四呼過經四寸足之三陰接而一十二呼過經五寸重者倍之吸亦同數此接氣通經呼吸長短之法也閭明廣

灸分陰陽上下多少

千金云凡灸當先陽後陰言從頭向左而漸下次後從頭向右而漸下先上後下明堂云先灸於上後灸於下先灸於少後灸於多皆宜審之王執中

鍼灸須藥

千金云病有須鍼者卽鍼刺以補瀉之不宜鍼者直爾灸之然灸之大法其孔穴與鍼無忌卽下白鍼或溫鍼訖乃灸之此爲良醫其脚氣一病最宜鍼灸並施若鍼而不灸灸而不鍼非良醫也鍼灸而藥藥而不鍼灸亦非良醫也但恨下里閒知鍼者鮮爾所以學者須解用鍼燔鍼白鍼皆須妙解知鍼知藥固是良醫此言鍼灸與藥之相須也今人或但知鍼而不灸知灸而不鍼或惟用藥而不知鍼灸者皆犯孫眞人所戒也今世所謂醫者則但知有藥而已鍼灸則未嘗過而問焉人或告之則曰是外科也業貴精不貴雜也否則曰富貴之家未必肯鍼灸也皆自文其

過爾吾故詳看千金之説以示人云

避人神説

千金云欲行鍼灸先知行年宜忌及人神所在不與禁忌相應即可故男忌除女忌破男忌戊女忌巳有日神忌有每月忌有十二時忌有四季人神有十二部人神有十二部年人神有九部旁通人神有雜忌旁通人神又有所謂血支血忌之類凡醫者不能知此避忌若逢病人厄會男女氣怯下手至困通神達士豈拘此哉若遇急卒暴患不拘此法許希亦云若病卒暴宜急灸療亦不拘此一日之間止忌一時是也　又云癰疽疔腫喉痺客忤尤爲急凡作湯藥不可避凶日覺病須臾即宜便治又曰凡人卒暴得風

或中時氣凡百所苦須急灸療漸久後皆難愈此論甚當夫急難之際命在須臾若必待吉日後治已淪於鬼録矣此所以不可拘避忌也惟平居治病於未形選天德月德等日服藥鍼灸可也

論灸

灸有補瀉不可輕議大率沉結寒冷之疾施之爲宜蓋陰寒濕氣凝留血脉湯劑熨引不能獨治方是時唯火艾足以爍其勢豈非火能運行陽氣驅逐陰邪其效有速於藥石者耶老壯不同强弱異禀灼治之法夫豈一端故多有逾於數百壯少或止於三五七九之數要皆詳審而行之若夫陽病灸之則爲大逆是以論傷寒者謂微數之脉既汗之後脉浮熱甚三

者悉不可灸唯少陰背惡寒吐利脉不足與夫脉從手足厥之類三者爲可灸焉通明乎此觸類以往又安有灸熇之妄也故曰不須灸而强與之灸者令人火邪入腹干錯五藏重其煩躁須灸而不與灸之者使冷結重凝久而彌固氣上衝心無地消散可不鑒哉

論刺

其病攣痺其治宜微鍼形樂志苦病生於脉治以灸刺明九鍼之用經絡補瀉之法也故榮衛異刺以分血氣之虛實井滎異刺以分五行之子母募俞異刺以分背腹之陰陽春夏異刺以分人氣之淺深大抵虛補實瀉無過不及之傷以輔其平者刺法之大要

也然有病勢未深可刺而即愈者所謂病之始起可刺而已或痺不仁腫痛可灸刺而去之是也有病傳諸經必上下俱刺者所謂刺熱刺瘧病甚爲五十九刺是也然刺之爲言同於擊刺之刺以爲利也害在其中黄帝謂徐人安靜手巧而心審諦者可使行鍼艾張機謂鍼能殺生人不能起死人凡以用之不可不慎也况九鍼異體取病有殊十二節異法用有輕重必明日月星辰四時八正之在天寒暑燥濕經水盈虚之在地肥瘠壯弱虚實盛衰之在人然後呼吸補瀉出入迎隨惟意之從豈特知募俞部分皮肉筋骸饑飽勞逸而已哉故曰見微得過用之不殆

論砭石

上古鍼法垂布于天下制砭石有小大者乃隨病所宜用石代鍼一曰鍼石二曰砭石三曰鑱石其實一也破堅決肉砭射腫熱者則決之以砭石良由邪氣暴戾則微鍼不能及況又病有氣血盛實逆於肉理蓄結癰腫之類非砭石則不能射之此所謂血實宜決之又形樂志樂病生於內者治之以砭石東方之民多病癰瘍其治宜砭石砭石之來始自於此扁鵲有云病在血脉者治之砭石是故一切腫疾悉宜鎌割足小指下横紋間腫在左則割左在右則割右血少出則差以至疔腫癰瘍丹毒瘭疽代指痛病氣痛流腫之類皆須出血者急以砭石砭之大抵砭石之用其法必瀉若在冬時人氣閉塞則用藥而少鍼石

所謂少鍼石者非癰疽之謂也癰疽不得頃時回苟緩於鍼石則毒氣内攻腐壞筋骨穿通腑臟矣治石疔瘡則忌瓦礫磚石之類治刀鎌疔瘡則忌鐵刃傷割若是者可以藥治也素問又曰人病頸癰或石治之或鍼灸治之而皆已此蓋同病異治也夫癰疽之氣息者宜鍼開除去之氣盛血聚者宜石而瀉之若然則砭石九鍼之用各有所利善治血脉之變癰腫之病者當審輕重而制之並聖濟總録

醫說續編卷第一

醫說續編卷第二

崑山　周恭　輯

脉法

辨脉

醫者可以生人可以殺人所係尤重故世子拜醫重之至也切脉之際沉微弦緊之小差投藥之間表裏汗下之少誤則不復有再生之理此世之所通患然亦在所未暇論夫所謂脉者世皆知王叔和之詩訣矣左心小腸肝膽腎右肺大腸脾胃命此五臟六腑一定之位也醫者於一指之間以前半指爲心後半指爲小腸他部皆然而或者以六腑乃五臟之應以輕取重按之間爲五臟六腑之別切脉之法其説有

二彼是則此非彼非則此是部位未定況望其不謬於證耶又有大可疑者婦人之脉惟以尺脉之常盛常弱與男子爲相反而脉訣謂反此背看竊疑其有説也夫男子婦人形體絶異陰陽殊途故男生而覆女生而仰男則左旋女則右轉凡陽氣自下而上陰氣自上而下男主施與女主翕受而男子之生命在腎而處五臟六腑之極下女人之命在乳而處五臟六腑之極上氣形皆異脉傳於氣形之間者也何乃男子之與女人畧不少異耶況背看二字殆必有説既言反此又言背看必不止於常弱常强之分而已也及觀褚澄尊生經而前之疑者始以自信世未始有以女人脉背看如褚澄之説者尊生經曰脉分兩

手手分三部隔寸尺者命之曰關去肘度尺曰尺關前一寸曰寸左手之寸極上右手之尺極下男子陽順自下生上故極下之地右尺爲受命之根本如天地未分元氣混沌也既受命矣萬物從上而出惟脾爲先故右手尺上之關爲脾脾土生金故關上之寸爲肺肺金生水故右手之寸越左手之尺爲腎腎水生木故左手尺上之關爲肝肝木生火故關上之寸爲心女子陰逆自上生下故極上之地左手之寸爲受命之根本既受命矣萬物從上而出惟脾爲先故左手寸下之關爲脾脾土生金故關下之尺爲肺肺金生水故左手之尺越右手之寸爲腎腎水生木故右手寸下之關爲肝肝木生火故關下之尺爲心男

子右手尺脉常弱初生微渺之氣也女子右手尺脉常强心火之位也非男非女之身或以婦人則男脉應診動以男子則女脉順指不察乎此難與言醫褚澄尚主爲宋駙馬都尉察脉如神著書十篇曰尊生祕經此其一也唐祭酒李涪

又

世之醫者皆以男子尺脉常弱女子尺脉常盛以爲平康無病之脉噫是說也蓋得叔和之文非得叔和之旨也叔和之所謂男子女人者言左右手之尺也非謂男子女人之身也至於男子婦人其脉豈有異者乎世之人皆當左手尺脉常弱右手尺脉常盛爲得其平何者蓋左尺屬壬癸水膀胱腎之脉有寒水

之體者然也故難經曰按之至骨舉指來實者腎也以此推之其爲弱也明矣右尺屬丙丁熱火三焦胞絡之脉有火之體者然也故難經曰浮而散者心也以此推之其爲盛也亦明矣右尺脉者男子主藏精施化婦人主繫胞有孕所主雖異所受則同俱爲生化之源此三焦相火胞絡十二經元氣也故當常盛此男子婦人之尺脉俱同而無異者也或謂叔和脉經云右尺脉是膀胱之診此何説也膀胱者在左尺是寒水之脉也豈可以右尺相火元氣作寒水耶以此説爲是其首篇不應言右肺大腸脾胃命命門者相火也無膀胱之説難經云人有二腎左者爲腎右者爲命門相火若爲膀胱之脉是獨陰無陽也醫者

當以經求之則可矣或者又曰舉世皆以爲然惟公獨爲此說無乃異乎曰不然理之所在是之所必歸也豈敢求異於人哉若舉世之説男子兩手尺脉俱弱者果如是則是獨陰無陽婦人兩手尺脉俱盛者則是獨陽無陰一陰一陽謂之道偏陰偏陽謂之疾人而獨陽豈有生乎然則必欲知康寧氣血不病之脉則男子婦人皆當以左尺常弱而右尺常盛是爲康寧之脉也二脉者乃眞水眞火之大要也性之所禀於此根焉命之所繫於此司焉天地陰陽氣血强弱於此見焉大矣哉脉之在人其所主有如此者故經云微妙在脉不可不察也而叔和之論亦以斯爲首柰何醫者不求是理而以水爲火以火爲水以寒

爲熱以熱爲寒盛者以弱視之弱者以盛視之若如此論則叔和不應云右手尺弱主陰氣絶而皮膚痠疼是水反乘土之位知無火也獨陰無陽左手尺脉洪盛主小便赤澀而兩足酸疼是火反乘水之位知無水也獨陽無陰死在旦夕或問女人反此背看之敢問此女人之義言人邪言脉邪曰此亦說右手尺脉主行陰二十五度故假令女人以言之不欲重言天地陰陽也十九難亦假男子女人以言行陰行陽以明升降之理恐醫者錯認爲人之説至三十三難正經中明解前義大言陰與陽小言夫與婦詳叔和之意以其素問懸隔千代恐後醫錯認爲婦人故重爲敷演也反此背看之者顛倒之辭也叔和再明其

理云左手頭指火之子直指命門三焦相火在於左手心君之位用事內經君火一名相火脉經云手少陰心經之脉起自心中出屬心系心系者命門胞絡三焦相火之别稱也又名君主無爲相火代之顛倒右手尺脉於上作天部次於左手心脉之右以此看之其理皎然將人之兩手攙抄于前俱仰其手掌左手居外右手居內則木火土金水五行之相次序而爲經綸四時之令無差忒矣更以六微旨大論證之岐伯曰顯明之右君火之位也君火之右退行一步相火治之復行一步至君火之位是次列五行相生之理也皆所以明顛倒右手尺脉次心火之右更無疑矣或問尺脉第三同斷病者何也曰三焦相火胞

絡之脉人之元氣也周身何處無之主生化之源恐人誤認作天部有病當作下部斷之五運行大論云風寒在下燥熱在上濕氣在中火遊行其間是明上中下三焦之分爲相火命門胞絡元氣貫穿周身之十二經脉也經行至肺之分野以肺名之之類是也餘經皆然内經云以名命處此之謂也脉經云命門手厥陰心胞絡之脉手少陽三焦之脉各言歷絡三焦是明相火用事於周身主持陰陽之氣此元氣也人之神明也叔和止爲生育之化在下焦故言尺脉第三同斷病難經三十三難有假男子作陰陽解辭及叔和首篇云右肺大腸脾胃命者相火胞絡也左手三部洪脉歌右手三部弱脉歌俱爲此説醫者

止憑叔和四句之文卻作男女異説誤矣通眞子云是人不曉此陰陽五臟將來也倒裝寸是肺心尺腎命是男是女一般詳此解明白後之學者更宜參以難經及叔和歌訣予非求名而好辨蓋欲明人之死生病之吉凶莫重於斯故不得不發明耳李杲

又

人稟天地五行之氣以生手三陽三陰足三陽三陰合爲十二經以環絡一身往來流通無少間斷其脉應於兩手三部焉夫脉者血也脉不自動氣實使之故有九候之法内經云脉者血之府説文云血理分衺行體者從𠂢從血亦作脈通釋云五臟六腑之氣血分流四肢也釋名脈幕也幕絡一體字從肉從𠂢

音普拜切水之邪流也脈字從𠂢取流行之象無求子云脈之字從肉從𠂢又作衇蓋脈以肉爲陽衇以血爲陰華佗云脈者血氣之先也氣血盛則脈盛氣血衰則脈衰血熱則脈數血寒則脈遲血微則脉弱氣血平則脉緩晉王叔和分爲七表八裏可謂詳且至矣然文理繁多學者卒難究白宋淳熈中南康崔子虛嘉彥以難經六難專言浮沉九難專言遲數故用爲宗以統七表八裏而總萬病其説以爲浮者爲表爲陽外得之病也有力主風無力主氣浮而無力爲芤有力爲洪又沉爲實沉者爲裏爲陰内受之病也有力主積無力主氣沉而細小爲微至骨爲伏無力爲弱遲者爲陰主寒内受之病也有力主痛無力主冷遲而

少駃爲緩短細爲濇無力爲濡數者爲陽主熱外得之病也有力主熱無力主瘡數而極弦爲緊有力爲弦流利爲滑他若九道六極之殊三焦五臟之辨與夫持脉之道療病之方其間玄妙具在四脉玄文及西原脉訣等書世以爲祕授始由崔君傳之劉復眞先生先生傳之朱宗陽鍊師鍊師傳之張玄白高士今往往有得其法者學者其求諸陶宗儀

六脉虛實用藥法象

兩寸脉

兩寸脉俱實謂之陽盛陰虛下之則愈兩寸脉俱虛謂之陰陽俱虛補陽則陰竭補陰則陽竭宜調之以甘藥兩寸脉不足求之於地地者脾胃也當從陰引陽兩寸脉短小乃陽氣不足病在下也謂之陰

有餘陽不足取之下陵三里補瀉無形是謂道氣同精治在五亂中取法乃不足病也當取穴於腹募氣海臍下一寸五分甚者取三里氣衝以毫鍼引之

兩關脉

兩關脉俱實上不至發汗下不至利大便宜芍藥湯瀉其上實兩關脉俱虛脉沉細宜理中丸脉弦遲宜建中湯或黃耆附子之類

兩尺脉

兩尺脉俱實謂之陰盛陽虛汗之則愈兩尺脉俱虛宜薑附湯補陽以陰根於陽也仲景云兩尺脉虛不宜下下之則死兩尺脉不見或短小病在天上求之五臟背俞或血絡經隧伏火是天上有陰火爲陽不收藏也故難經云下部無脉或兩尺俱竭絕乃爲食塞當吐

辨浮脉所主病不同

浮者沉之反也瞥瞥然見於皮毛之上與皮毛相得
微按之絶無有如空中之浮雲所主病者一則爲虚
古人有云浮而有熱者虚也浮而無熱者風也予謂
此未盡其善蓋風有八風寒濕温凉各不同其中亦
有風熱止言脉浮雖不能分别八面之風須有兼見
脉證或單在一藏或兩藏相合亦足以分何藏之病
言風無熱則非也況八風之脉皆見左手寸脉外側
若右手行陰道脉中受虚邪之風亦於氣口外側顯
見推而内之外而不内者是也其虚勞脉雖有傳變
必顯於内側六脉互傳皆爲不足之病只是五臟傳
變必從四時傳變於外六腑乃受之如是勝復之作
不能相過此之謂也若浮而弦者風也見於左關浮

而濇者虛也見於右寸並李杲

小兒脉六至爲平

宣和御醫戴克臣侍翰林日得叔和小兒脉訣印本二集一本云呼吸須將六至看一本云呼吸須將八至看遂與内臺高識參詳字義審察至數就診五歲兒常脉一息六至者是八至者非蓋始因鏤板之際誤去六字上一點一畫下與八字相類致此訛傳迨與卒以學易作五十以學易之誤是也嘗考黙庵張氏脉訣亦云小兒常脉一息只多大人二至爲平即六至也然一呼一吸之間六至明矣不然姑俟來者考之曾世榮

濇脉論

人一呼脉行三寸一吸脉行三寸呼吸定息脉行六寸一晝一夜一萬三千五百息脉行八百一十丈此平人血氣運行之定數也醫者欲知血氣之病與不病非切脉不足以得之脉之狀不一載於脉經者二十有四浮沉芤滑實弦緊洪微緩濇遲伏濡弱數細動虛促結代革散其狀大率多兼見人之爲病有四曰寒曰熱曰實曰虛故學脉者亦必以浮沉遲數爲之綱以察病情此不易之論也然濇之見固多虛寒亦有痼熱爲病者醫於指下見有不足之氣象便以爲虛或以爲寒猛浪與藥無非熱補輕病爲重重病爲死者多矣何者人之所藉以爲生者血與氣也或因憂鬱或因厚味或因無汗或因補劑氣騰血沸清

化爲濁老痰宿飲膠固雜糅脉道阻濇不能自行亦見濇狀若重取至骨來似有力且帶數以意參之於證驗之形氣但有熱證當作痼熱可也此論爲初學者發圓機之士必以爲贅云云詳痿門書此以爲諸賢覆轍戒云

人迎氣口論

六陽六陰脉分屬左右手心小腸肝膽腎膀胱在左主血肺大腸脾胃命門三焦在右主氣男以氣成胎故氣爲之主女以血成胎故血爲之主君男子久病氣口充於人迎者有胃氣也病雖重可治女子久病人迎充於氣口者有胃氣也病雖重可治反此者逆或曰人迎在左氣口在右男女所同不易之位也脉

診男女脈亦同

法讚曰左大順男右大順女何予言之悖耶曰脉經一部王叔和諄諄於教醫者此左右手以醫者爲主而言若主於病者奚止於千里之謬

脉大必病進

脉血之所爲屬陰大洪之别名火之象屬陽其病得之於内傷者陰虚爲陽所乘故脉大當作虚治之其病得之於外傷者邪客於經脉亦大當作邪勝治之合二者而觀之皆病證方長之勢也謂之病進不亦宜乎海藏云君侵臣之事也孰爲是否幸有以教之

雜診

凡看脉如得惡脉當覆手取如與正取同乃元氣絶必難治矣如與正取不同乃陰陽錯綜未必死弦緊

之脉雖有積亦帶陰虛脉無水不軟之意脉擊指者此真氣大虛多死須峻補氣扶陰人參白朮當歸之類並朱震亨

論傷寒傷風脉

韓祇和微旨可汗一篇有和解因時法言傷寒之脉頭小尾大傷風之脉頭大尾小李思訓保命新書亦分寸尺與韓氏同非若前人總言尺寸脉俱浮而緊尺寸脉俱浮而緩緊則爲傷寒無汗緩則爲傷風自汗又有傷寒有汗者有傷風無汗者脉亦互差與證不同前人已盡之矣惟韓李所言頭小尾大即爲傷寒尾小頭大即爲傷風也人病間有脉證未顯于尺寸者故韓李述爲和解因時法也又恐後人疑其不

與前聖合遂于本方藥内又立加減數條亦不越前人之意何其當哉蓋二公者當宋全盛時故又戒桂枝麻黄不可輕用改用石膏升麻葛根柴胡之平劑當時則可非百代常行之道時世遷移之活法也可汗一篇若從湯液隨證應見自有定規雖明哲不可踰也王好古

男女老幼應時脉

夫男女老幼氣候不同春夏秋冬寒暑各異春氣生而脉氣緩夏暑熱而脉行速秋氣燥而脉行急冬氣寒而脉凝澁小兒之脉應春壯年之脉應夏四十巳上如秋六十巳後如冬其病有寒熱脉有遲速一一參詳不可一槩謂與天同度難經云一呼脉行三寸

一吸脉行三寸者平人脉法也微抱病之人皆失天之度地之紀脉之用不與平人相合其診之法當以一息五至爲與天同度不及應春不及應冬太過應秋太過應夏矣闇明廣

四時脉以胃氣爲本

春於三部體脉上俱欲微弦不欲太弦夏洪秋毛冬石亦然是各體脉應時吉六脉皆要有胃氣若本臟獨見者凶

人形脉

瘦人浮脉三至重沉脉近骨取之肥人浮脉六至重沉脉貼骨乃得肥人脉小瘦人脉躁人小脉大凶人大脉小凶

診下部脉

大府屬肺部位在關下通診小府屬心而部位亦在關下通診三焦屬腎部而位分六部通診

診三部脉

三部大小浮沉遲數同等病危亦當安並劉立之

醫工切脉誤

左丞王公畏瘴毒晨必命醫診省醫鄭生切其脉愕曰平日兩尺無虞今忽不應指可怪也公即驚曰人無尺脉猶樹之無根其能久生乎命他醫診之其論亦同乃命項昕診昕曰此天和脉也勿妄治因陳氣運交反之道以曉之公叱衆醫曰若等誤人多矣乃奪其提舉俸者二人九靈山房集

論醫

醫精三世

禮記曰醫不三世不服其藥方愨解云醫爲異能非祖父子孫傳業亦無自而精矣此言道其常而已若或自得之於心手之間者雖未及三世固在所取也或傳非其人雖三世亦所不取也集說

按吳氏曰近世名醫若東垣李杲義烏朱震亨者皆非世傳而精造醫術屢起危殆且著書立言爲醫門之楷範方氏謂經言道其常者是也

人子當知醫

伊川先生曰病臥於牀委之庸醫比之不慈不孝事親者亦不可不知醫遺書司馬溫公曰父母有疾子色

不滿容捨置餘事專以迎醫合藥爲務也集解

人子知醫之嚴

浚儀趙悳曰史談術九流一曰儒八曰雜若醫術者雜家之流乎似非儒者之務而或謂非然王通氏以銅川夫人好藥而述方蓋明乎春秋書許世子止之義者止以不嘗藥蒙大惡而不敢辭公羊氏譏其子道有不盡然一字之誅吁可畏矣董子曰爲人子不可不知春秋程正公曰爲人子不可不知醫此春秋義例之一也餘方

論治方

汗下補瀉、鍼灸、湯醴、各有所宜、知其要者、一言而終、不知其要、流散無窮、善治病者、隨其所宜、適事爲故、然後施治則病不足治假令邪在皮膚當汗而發之其有邪者漬形以爲汗中滿内實者瀉之形精不足者補之其高者因而越之爲可吐也慓悍者按而收之爲按摩也藏寒虚奪者治以灸焫脉病攣痺者治以鍼刺血實蓄結腫熱者治以砭石氣滯痿厥寒熱者治以導引經絡不通病生於不仁者治以醪醴血氣凝泣病生於筋脉者治以熨藥而况治有先後取標本不同者法有逆從用多少爲制者藥性輕重奇偶制度必參其所用土地風氣高下不同當隨其所宜誠能參合於此治病藥之法則萬舉萬全矣聖濟總録

治神

内經曰心者君主之官神明出焉又曰心者生之本

神之變也四氣調神於起居動作之間每以志意順
四時爲急務迨其感疾亦察精神志意存亡得失以
爲治法蓋謂有生之本榮衛氣血也諸血皆屬於心
氣之升降舒結又因乎喜怒悲憂恐之變病有至於
持久不釋精氣弛壞榮泣衛滯者豈特外邪之傷哉
神不自許也是以黃帝論氣之行者必分勇怯論病
之苦樂必異形志論芳草石藥必察緩心和人至於
貴賤貧富異居男女離合異情又以不知爲粗工之
戒故扁鵲華佗治病忌神明之失守叔和論脈辨性
氣之緩急孫思邈之用藥則以精神未散爲必活褚
澄之問證則以苦樂榮悴爲異品治目多矣而張湛
以減思慮專內視爲治目之神方至若陳藏器草木

之論又有以和養心志以禳邪祟以言笑暢情懷以無爲驅滯着豈專於藥石鍼艾之間哉蓋上古恬淡治病之法祝由而已迨夫憂患既攻巧詐復起邪之感人也深醫之用功也倍專持毒藥而不問其情則精神不進志意不治故病不可愈內經所以有閉戶塞牖數問其情鍼經所以有臨病人問所便者不治其形治使其形者也且以病之一二言之隔塞閉絕氣窒之病也原其本則得於暴憂不治其氣而釋其憂可也女子不月血滯之病也原其本則得於心氣不得下通不治其血而通其心可也勞極驚悸者過傷之病也每本於心氣之不足使心氣內和則精神莫得而動也頸瘦者風毒之病也每得於愁憂思慮

之不止使志意和適則氣血莫得而逆也然則陽盛夢火陰盛夢水五臟虛實皆形於夢寐之先而後病從之凡以形體之乖和神先受之則凡治病之術不先窒其所慾正其所念去其所惡損其所恐未有能治者也

治宜

人生天地中隨氣受病醫之治病從氣所宜統論之陰陽殊化有東南西北之異氣內經所謂地有高下氣有温涼高者氣寒下者氣熱故曰氣寒氣涼治以寒涼氣温氣熱治以温熱又曰東方之民治宜砭石西方之民治宜毒藥北方之民治宜灸焫南方之民治宜微鍼中央之民治宜導引按蹻然則從氣所宜

而治之固可知也。至如嶺南多瘴，江湖多濕，山陰水野沙石之氣生病悉異，爲治之方，安可一槩？又况内經論一州之氣生化壽夭各有不同，則知地有小大，小者小異，大者大異，唯聖人能雜合以治，各得其所宜。

治病必究本標

病有本標，治有緩急，知所先後，乃得其宜。凡言本標，其説有三：有氣之本標，若六氣爲本，三陰三陽爲標是也；有病之本標，若百病之生，或生於本，或生於標，或生於中氣是也；有治之本標，若取本而得，取標而得是也。三者雖若不同，要之皆以所因爲本，所應爲標。是故有病傷寒者，因寒而得，即以寒爲本，隨其變傳所在或客于陽或客于陰即以陰證陽證爲標以至風暑燥濕飲食勞倦喜怒憂恐皆可類舉然邪氣所傷如風雨寒暑之類本自外至腑臟生病如喜怒懼憂之類本由內生及病成而變有先表後裏者治法皆當治其本唯先病而後中滿及大小便不利之病則治其標此無他以救裏爲急故也故曰病非其本得標之病治非其本得標之方審究逆從以施藥石標本相得邪氣乃服病者知此則病以許治爲本治者能此則治以適當爲工是以內經又言病爲本工爲標矣

●通類

治寒以熱治熱以寒工所共知也治寒以熱而寒彌

甚治熱以寒而熱彌熾殆未察五臟有陰陽之性各因其類而取之耳經不云乎寒之而熱者取之陰熱之而寒者取之陽假有病熱施以寒劑其熱甚者當益其腎腎水既滋熱將自除假有病寒施以熱劑其寒甚者當益其心心火既壯寒將自已此所謂察陰陽之性因其類而取之也經又曰有者求之無者求之盛者責之虛者責之於有無言求於盛虛言責何耶夫求者求其所以治與夫所以致益也責者責其所當瀉與夫所宜補也假有或熱或寒治須汗下此所謂有者求之寒甚而熱之或不熱則致益其心熱甚而寒之或不寒則致益其腎此所謂無者求之假有心實生熱必瀉其心腎強生寒必瀉其腎此所謂

盛者責之假有心虛多寒必補其心腎虛多熱必補其腎此所謂虛者責之大抵五行之理互有盛衰而補瀉消長在通其倫類而已

逆從

病有小大則以感於邪者有淺有深治有逆從則以達於理者有正有權蓋微者逆之逆者正治此理之正也甚者從之從者反治此理之權也假有疾勢未亟要在折其氣而排去之惟能知治寒以熱治熱以寒則相為制伏者易為功假有疾勢過甚要在順其性而調和之惟能知熱因寒用寒因熱用則氣體相求者得其宜且逆者正治其為制伏自有差數從者反治則一同二異二同三異又有從少從多之不齊

然則裁制方劑者固宜深思之熟討之可也

輕重

治法有以五毒攻其病者其用毒之約大毒治病十去其六常毒治病十去其七小毒治病十去其八無毒治病十去其九是則有毒雖善曾不若無毒之爲全也或不得已而用毒攻毒者亦在權其輕重而已故曰因其輕而揚之因其重而減之可汗可下不可妄施可越可引不可倒置制有奇偶雖在審其遠近然奇之不去則偶之偶之不去則反佐以取之猶不可執一也性有温凉雖在適其寒温然治寒以熱必凉而行之治熱以寒必温而行之又欲其調和也以至服有小大用有多寡隨宜制權以適事爲故惟通

變者能之

補益

形不足者温之以氣氣爲陽天之所以食人者也精不足者補之以味味爲陰地之所以食人者也人受天地之中以生陰陽不可偏勝有偏勝斯有不足於是有補養之法然必適平而止不可太過太過則復爲有餘亦非中道也常人之情知補養爲益而不知陰陽欲其平均故言補者必專以金石灸焫爲務名曰補之適以燥之也是豈知補虛扶羸之道哉夫男子腎虛水不足也凡補虛多以燥藥是不知腎惡燥也女子陰虛血不足也凡補虛多以陽劑是不知陽勝而陰愈虧也况補上欲其緩補下欲其急五臟之

虛羸其補必於其母運氣之主客其補各有其味非通乎天地陰陽消息盈虛之道者未易語此

論汗

經曰其有邪者漬形以爲汗其在皮者汗而發之又曰體若燔炭汗出而散又曰其未滿三日可汗而已舉是四者在表不可使之深入要當以汗去之然汗有起於過用而爲常者有忽於畏護而爲患者有汗之大過遂漏不止者陽氣虛而表弱也有汗之不及者則邪氣復與正氣交爭昔人論汗出不徹因轉屬陽明是也如此則陰陽不得均平榮衛不得調和矣雖然病有表裏汗有宜否若不須汗而強與之汗者將耗其津液須汗而不與汗之者使邪氣深而經絡

傳變、勢如風雨、何可當也、載諸方籍類多矣、大槩可汗之證、則身熱脉浮、太陽與陽明證是也、其不可汗之證、在經則少陽與厥陰、在病則厥與逆、以至血衄瘡淋之屬、皆爲不可汗、或邪氣在表而脉沉遲者、雖汗之亦不能解矣、非特此也、太陽固可汗也、有因發汗而爲痓者、脉浮體痛、固當以汗解也、假令尺中脉遲、則亦不可汗、是又不可不知也、

論吐

三焦爲決瀆之官、升降冲氣而不息者也、病在胷中、上焦氣壅、必因其高而越之、所以去邪實而導正氣也、況上脘之病、上而不下、務在速去、不涌而出之、則深入腸胃、播傳諸經、可勝治哉、故若宿食有可吐者、

未入於腸胃者也痰瘧有可吐者停蓄於胷膈者也食毒忤氣可吐者恐其邪久而滋甚也肺癰酒疸可吐者爲其胷滿而心悶也大抵胸中邪實攻之不能散達之不能通必以酸苦之藥涌之故得胃氣不傷而病易以愈古人大法春宜吐蓋以春氣高而在上上實下虛其治宜高故也又以寸口脉浮之類可吐蓋以病在膈上氣不下通其脉浮故也審此二者則吐法之用不可妄施也

、論下

昔人論治療每以實實虛虛爲戒誠能察此則可下不可下之理豈不較然大抵可下之法當以裏實爲先謂如傷寒之病其滿三日者下之而愈爲病在裏

故也又大法秋宜下亦以人氣在裏也故經曰中滿者瀉之于內又曰實則瀉之堅者削之留者攻之不知審此是益其有餘者也且下之法多矣有以湯液蕩滌者有以丸藥者近世又有蠲和劑者皆隨其緩急淺深而導利之爾諸病之中若水病之人百脈俱實脚弱之疾氣不欲上此二者尤宜於利下不可不知也

論漬浴

漬浴法所以宣通形表散發邪氣蓋邪之傷人初在肌表當以汗解若人肌肉堅厚腠理緻密有難取汗者則服藥不能外發須藉湯浴疎其汗孔宣導外邪乃可以汗內經所謂其有邪者漬形以為汗是也有

因大飲中酒恐毒氣內攻於藏者有服五石發動氣攻於陽者若此之類皆以浴法治之凡欲使邪毒外泄故也

論祝由

上古移精變氣祝由而已蓋其俗淳其性朴其病微至誠不僞推病由而祝之以通神明故精可移而氣可變也其或捨信慤爲疑惑指祝由爲無益之術而精氣不純邪毒深畜雖有祝由不能已者非古今異術人心異也善醫者察病淺深雖不槩以此治至於病有鬼神之注忤蟲獸之螫毒必歸於祝由是以周官瘍醫掌衆瘍祝藥劀殺之劑必先之以祝蓋醫之用祝尚矣瘍尤宜焉大抵意使神受正以驅邪則一

也、

論熨引

因藥之性、資火之神、由皮膚而行血脉、使鬱者散、屈者伸、則熨引爲力多矣、引取紓伸之義、以熨能然、血氣形志論曰、病生於筋、治以熨引、玉機眞藏論曰、痺不仁腫痛、可湯熨及火灸刺之、蓋病生於筋、則拘急攣縮、痺而不仁、則經血凝泣、三者皆由外有所感、熨能温之、血性得温則宣流、能引其凝泣也、

論按摩

可按可摩、時兼而用、通調之按摩、按之弗摩、摩之弗按、止以手摩、或兼以藥、曰按曰摩、適所用也、血氣形志論曰、形數驚恐、經絡不通、病生於不仁、治之以按

摩此按摩之通謂也陰陽應象論曰其慓悍者按而收之通評虛實論曰癰不知所按之不應乍來乍巳此按不兼於摩也華陀曰傷寒始得一日在皮膚當膏摩火灸卽愈此摩不兼於按必資之藥也世之論按摩不知析而治之乃合導引而解之夫不知析而治之固巳疎矣又合以導引益見其不思也大抵按摩法每以開達抑過（過字一本作遏仲景有熱氣爲所過之云還作過字有義）義開達則壅蔽者以之發散抑過則慓悍者有所歸宿是故按一也有施於病之相傳者有施於痛而痛止者有施於痛而無益者有按之而痛甚者有按之而快然者槩得陳之風寒客於人毫毛畢直皮膚閉而爲熱或痺不仁而腫痛旣傳於肝脇痛出食斯可

按也肝傳之脾名曰脾風發腹中熱煩心出黃斯可按也脾傳之腎名曰疝瘕少腹冤熱而痛出白一名爲蠱斯可按也前所謂施於病之相傳有如此者寒氣客於脉外則脉寒寒則踡縮踡縮則脉絡急外引小絡卒然爲痛又與熱氣相薄則脉滿而痛脉滿而痛不可按也寒氣客於腸胃之間膜原之下血不得散小絡急引是痛也按之則血氣散而痛止迨夫客於挾脊之脉其藏深矣按不能及故按之爲無益也風雨傷人自皮膚入於大經脉血氣與邪并客於分腠間其脉堅大若可按也然按之則痛甚寒濕中人皮膚不收肌肉堅緊榮血泣衛氣除此爲虛也虛則聶辟氣乏惟按之則氣足以温之快然而不痛前所

謂按之痛止按之無益按之痛甚按之快然有如此者夫可按不可按若是則摩之所施亦可以理推矣養生法凡小有不安必按摩挼捺令百節通利邪氣得泄然則按摩有資於外豈小補哉摩之別法必與藥俱蓋欲浹於肌膚而其勢駃利若療傷寒以白膏摩體手當千遍藥力乃行則摩之用藥又不可不知也並聖濟總錄

擇醫

昔韓伯休有病不服藥先當擇醫若不擇醫恐不死於病而死於藥矣

醫難

醫者意也古之所謂良醫者蓋善以意量得其節也

諺云俗無良醫枉死者半拙醫療病不如不療喻如宰夫以鱓鱉爲蕈羮食之更足成病豈充饑之可望乎故仲景云如此死者愚醫殺之也本草

爲醫守仁義

凡爲醫者須畧通古今粗守仁義絶馳騖矜能之心專博施救拔之意如此則心識自明神物來相又何必戚戚沽名齪齪求利也哉如或不然則曷以致姜撫沽譽之慙逋華陀之矜能受戮乎衍義

病宜早治

仲景傷寒論曰凡人有疾不時卽治隱忍冀差以成痼疾小兒女子益以滋甚時氣不和便當早言若不早治眞氣失所邪方萌動無憚劬勞不避長夜而卽

治之則藥餌鍼艾之效必易爲之不然患人忍之數日乃説邪氣極盛病極盛而後施治必難爲力內經曰其善治者治皮毛其次治肌膚其次治六腑其次治五臟治五臟者半死半生矣正謂此也昔桓侯始以皮膚之微疾馴至骨髓之病雖悔何及戊午春桃李始華雨雪厚寸許一園叟遽令舉家執挺擊樹盡墮其雪又焚束草於其下以散其寒使冲和之氣未傷而復是年他家果皆不成熟獨此園大熟噫草木之病治之尚有不損況人之有病可不早治乎故金匱玉函云生候長存形色未病未入腠理鍼藥及時服將調節委以良醫病無不愈者矣寶鑑

病者氣驕不可治

金華朱丹溪先生以醫鳴江東有權貴人以微疾來召危坐庭中列三品儀衛於左右先生脉已不言而出或追問之先生曰三月後當入鬼録猶有驕氣耶及死其家神先生之醫載粟爲謝先生辭之墓表

治病必分血氣

丹溪曰治病必分血氣如氣病補血雖不中病亦無害也血病補氣則血愈虚散散則氣血俱虚是謂誅罰無過也病或晝輕夜重者血病也晝重夜輕者氣病也蓋晝陽夜陰也或問

病有證同而異治

或曰先生治病有證同而異治者又非土地不同老幼苦樂之異何也曰陰陽氣運參差不齊賦生有厚

薄五氣有偏勝臟腑剛柔不同用藥以抑强扶弱取中而治豈得而同也或問

治證必先問飲食起居如何

凡治證必先問其平日飲食起居如何乃可知其所因不然則經所謂不先問之卒持寸口何病能中心法

察病輕重

凡欲療病必察其源先候其機五臟未虚六腑未竭血脉未亂精神未散服藥必效若病已成可得半愈病勢已過命將難存自非明醫聽聲察色至於診脉孰能知未病之病乎湯液本草

因人治病不可執一

藥性一物兼主十餘病者取其偏長爲本復應觀人

之虛實補瀉男女老幼苦樂榮悴鄉壤風俗並各不同褚澄療寡婦尼僧異乎妻妾此是達其性情之所致也本草

傷寒雜病分二科論

王海藏云世之治傷寒有法療雜病有方是則是矣然猶未也吾謂治雜病亦有法療傷寒亦有方方即法也法即方也豈有異乎要當全識部分經絡表裏臟腑豈有二哉以其後世才智之不及古也所以分傷寒雜病爲二門故有長於此而短於彼者亦有長於彼而短於此者逮夫國家取士分科而爲七宜乎愈學而愈陋愈專而愈粗也試以傷寒雜病二科論之傷寒從外而之內者法當先治外而後治內雜病

從内而之外者法當先治内而後治外至於中外不相及則治主病其方法一也亦何必分爲二哉大抵雜病之外不離乎表傷寒之内不離乎裏表則汗裏則下中則和不易之法也劑之寒熱温凉在其中矣餘風産二條目疾瘡腫小兒等科各自專門無恠其工之陋且粗也是以知證不知脉知藥不知源矣豈真知而全識哉耳熟目厭習壊多經涉久誤合則病愈不契則疾甚所嘗見所嘗聞者粗有曉會其所未嘗見未嘗聞者則有所不知也此繼述而不及挌物者遠矣嗚呼天之所錫其智識有限量故耶哀哉庸夫以衣食迫以口舌爭覡學業如仇讐專妬忌爲能幹誤人性命恬不知惜其爲忍人不顧陰理其教之

有所失耶時世之有所俾然耶抑疾者之不幸而有所自致耶

治病先觀形色然後察脉問證

經曰診脉之道觀人勇怯肌肉皮膚能知其情以爲診法也凡人之形長不及短大不及小肥不及瘦人之色白不及黑嫩不及蒼薄不及厚而况肥人濕多瘦人火多白者肺氣虚黑者腎氣足形色既殊臟腑亦異外證雖同治法迥别所以肥人貴脉浮瘦人貴脉沉躁人宜脉緩緩人宜脉躁以其不可一槩觀也格致餘論

解利傷寒有二法

解利傷寒瘟疫熱病治法有二天下少事之時多靜

逸樂而不勞諸靜屬陰雖用温劑解表發汗亦可獲愈及天下多故之時熒惑失常師旅數興饑饉相繼賦役既多火化大擾屬陽內火既動外火又侵醫者不達時變猶用辛温茲不近於人情也止可用劉河間辛凉之劑三日以裏之證十痊八九予用此藥四十餘年解利傷寒温熱中暑伏熱莫知其數非爲衒能將以證後人之誤用藥者也儒門事親

治病明表裏虛實

華陀傳有府吏倪尋李延共止俱頭痛身熱所苦正同陀曰尋當下之延當發汗或難其異陀曰尋內實延外實故治之宜殊也魏志

傷寒須早治

仲景云凡治湯藥不可避晨夜覺病須臾即宜便治不等早晚則易愈矣如或差遲病即傳變雖欲除治必難爲力今之醫者不究根源執以死法必汗之於四日之前必下之於四日之後殊不知此大綱也又云甚者病不服藥猶得中醫此爲無醫處而説也苟大小便不通可待其自差乎蓋前後不得溲必腹脹不過數日而死矣又况結胷瘀血發狂發黃發斑之類未有勿藥而愈者智者知變愚者執一所以取禍也須是隨病淺深在表在裏早爲治療如救火拯溺庶易差也發微論

治病當先救急

治病如奕棋當先救急急者何救其重而畧其輕也

乎標本之説

假如病人發熱經日服通利之劑泄瀉不止嘔吐大作粥藥不入而熱猶未已治病法畧去發熱一節且以定嘔進食爲先後治發熱

得病有因

治病活法雖貴於辨受病之證尤貴於問得病之因風則走注寒則拘攣暑則煩渴濕則重滯此受病之證然爾或耗於交遥或觸於驚怒或傷於酒食或深居簡出而受暑自非委曲尋問其因則以意治病豈不繆耶有人喉閒麻痒醫問其平日所嗜曰常吃鳩子乃知鳩食半夏苗以生薑治之而愈有人痰熱昏迷不醒醫問其喜食者何物曰醋好煎炙飛禽乃用紅圓子小七香丸末之而入硃砂膏爲小圓薄荷泡

湯灌下須臾即蘇有人暑月深藏不出因客至於窓下忽爾倦怠力疲自作補湯得之反劇醫問其由連進兩服香薷飲作效舉此爲例其他可推古云醫者意也苟不究其得病之因其何以爲意會乎

治病如操舟

操舟在手當風波震蕩之衝一有轉移則舟覆矣醫權藥衡主持在我不可偏狥病家所欲尤不可張皇使病人驚問有病家粗識皮膚辨難反覆萬勿惑焉又有瘥後觸犯再復隱諱不言須詰問其由庶得對病施藥（並直指方）

醫有十三科

醫有十三科考之聖濟總錄大方脉雜醫科小方脉

科風科産科兼婦人雜病科眼科口齒兼咽喉科正骨兼金鏃科瘡腫科鍼灸科祝由科則通兼言録

翫耕

醫說續編卷第二

醫説續編卷第三

崑山　周恭　輯

用藥

神農嘗百草論

淮南子云神農嘗百草一日七十毒予嘗誦其書每至於此未嘗不歎夫孟子所謂盡信書則不如無書神農立極之大聖也閔生民之不能以無疾故察夫物性之可以愈疾者以貽後人固不待物物必嘗而始知也苟待物物嘗而始知則不足謂之生知之聖也以生知之聖言之則雖不嘗亦可知也設使其所知果有待乎必嘗則愈疾之功非疾不能以知之豈神農衆疾俱備而歷試之乎況汙穢之藥不可嘗者

其亦嘗乎且味固可以嘗而知其氣其性其行經主治及畏惡反忌之類亦可以嘗而知乎苟嘗其所可嘗而不嘗其所不可嘗不可嘗者既可知而可嘗者亦不必待乎嘗之而後知矣謂其不嘗不可也謂其悉嘗亦不可也然經於諸藥名下不著氣性等字獨以味字冠之者由藥入口惟味爲先故也又藥中雖有玉石蟲獸之類其至衆者惟草爲然故遂曰嘗百草耳豈獨嘗草哉夫物之有毒嘗而毒焉有矣豈中毒者日必七十乎設以其七十毒偶見於一日而犯之則毒之小也固不死而可解毒之大也則死矣孰能解之亦孰能復生之乎先正謂淮南之書多寓言夫豈不信 溯洄集

論藥之命名辨石膏

本草藥之命名固有不可曉者中間亦多有意義學者不可以不察以色而名者大黃紅花白前青黛烏梅之類是也以形而名者人參狗脊烏頭貝母金鈴子之類是也以氣而名者木香沉香檀香麝香茴香之類是也以質而名者厚朴乾薑茯苓生熟地黃之類是也以味而名者甘草苦參淡竹葉草龍膽苦酒之類是也以能而名者百合當歸升麻防風滑石之類是也以時而名者半夏茵陳冬葵寅雞夏枯草之類是也以石膏火煅細研醋調封丹爐其固密甚於脂苟非有膏焉能爲用此兼質與能而得名正與石脂同意闔孝忠妄以方解石爲石膏況石膏其味甘

而辛、本陽明經藥、陽明主肌肉、其甘也能緩脾益氣、止渴去火、其辛也能解肌出汗、上行至頭、又入手太陰、手少陽、彼方解石者、止有體重質堅性寒、而已、求其所謂有膏、而可爲三經之主治者、焉在哉、醫欲責效、不亦難乎、格致餘論

論劉河間張潔古用藥

許文正公曰近世論醫有主河間劉氏者有主易水張氏者張氏用藥依准四時陰陽升降而增損之正内經四氣調神之義醫而不知此妄行也劉氏用藥務在推陳致新不使少有怫鬱正造化新新不停之義醫而不知此無術也然而主張氏者或未盡張氏之妙則瞑眩之劑終莫敢投至失機後時而不救者

多矣主劉氏者或未悉劉氏之藴則刼效目前陰損正氣遺禍於後日者多矣能用二家之長而無二家之弊則治庶幾乎觀劉之六神通解散張之九味羌活湯二方製法可見大抵學者當於經論中求之始有所主不可偏執於一家而已玉機微義

論宣明防風通聖散

徐用誠云此藥乃肺脾膀胱胃肝心經之藥也又表裏血氣之藥也海藏云防風麻黄汗劑也大黄芒硝下劑也梔子滑石利小便也發表攻裏合而並進故治雜病則佳治傷寒傷風有失仲景云發表攻裏本自不同在大定間此藥盛行於世而多效何哉當時雖市井之徒口腹備衣着全但志樂而形不苦然是

凉藥亦多效而少失變亂之際虀鹽糟糠有所不充加以天地肅殺之運敢用凉藥如平泰之世耶故多失而少效有如仲景用桂其當漢之末世韓祗和戒桂其當宋之隆時時世之異不可不知醫學折衷

治風丹劑

凡用丹劑者爲風入骨髓不能得出故用龍麝牛雄犀珀珠金皆入骨髓透肌膚之劑使風邪得以外出也若中血脉中府之病初不宜用龍麝牛黄恐引風入骨髓如油入麵莫之能出若中藏痰涎昏冒煩熱者宜用之下痰鎭墜清神發明

面黑白用藥不同

凡面黑者不可多用黄芪以其本氣實而又補之也

面白者不可多用發散以其本氣虛而又虧之也面白人不可多飲酒以酒耗血故也心法

用藥不可孟浪

凡治病用藥以前人方論未可者切不可孟浪須沉潛思繹千條萬緒必求氣之所在而取之不過格物致知之功久久自入窮通變化之妙丹溪

不可執古方

治病用藥猶權衡不可毫釐輕重也若以執古方而治今病更不酌量吾不知其不能無少差也

久病用藥加減不同

或問一人之證久伏牀枕處方既定前後又有加減者何也曰内有初中虛實之異外有入風之變四時

更易氣運迭遷七情所動是以主病之藥雖不更而佐使豈能無加減也（或問）

病邪雖實胃氣傷者勿使攻擊論

凡言治國者多借醫爲諭仁哉斯言也眞氣民也病邪盜賊也或有盜賊勢須翦除而後已良相良將必先審度兵食之虛實與時勢之可否然後動動涉輕妄則吾民先困於盜次困於兵民困而國弱矣行險僥倖小人所爲萬象森羅果報昭顯其可不究心乎大凡攻擊之藥有病則病受之病邪輕而藥力重則胃氣受傷夫胃氣者清純冲和之氣也惟與穀肉菜菓相宜蓋藥石皆是偏勝之氣雖參芪輩爲性亦偏況攻擊之藥乎（格致餘論）

執方用藥辨

省掾曹德裕男婦三月初病傷寒八九日請予治之脉得沉細而微四肢逆冷自利腹痛目不欲開兩手常抱腋下昏昏嗜臥口舌乾燥乃曰前醫留白虎人參湯一服可服否予曰白虎雖云治口燥舌乾若執此一句亦未然今此證不可用白虎者有三傷寒論云立夏已前處暑已後不可妄用一也太陽證無汗而渴者不可用二也况病人陰證悉具其時春氣尚寒不可用三也仲景云下利清穀急當救裏宜四逆湯遂以四逆湯三兩加人參一兩生薑十餘片連鬚葱白九莖水五大盞同煎至三盞去柤分三服一日服之至夜利止手足温翌日大汗而解繼以理中湯

數服而愈孫眞人習業篇云凡欲爲太醫必須諳甲乙素問黄帝鍼經明堂流注十二經三部九候本草藥對仲景叔和並須精熟如此方爲太醫不爾猶無目夜遊動致顛隕執方用藥者再斯可矣

解惑

省郎中張子敬六十七歲病眼目昏暗唇微黑色皮膚不澤六脉弦細而無力一日出示治眼二方問予可服否予曰此藥皆以黄連大苦之藥爲君諸風藥爲使且人年五十膽汁減而目始不明内經云土位之主其瀉以苦諸風藥亦皆瀉土人年七十脾胃虚而皮膚枯重瀉其土使脾胃之氣愈虚而不能營運榮衛之氣滋養元氣胃氣不能上行膈氣吐食諸病

生馬又巳年高衰弱起居皆不同此藥不可服只宜慎言語節飲食懲忿窒慾此不治之治也子敬以爲然明年春除關西路按察使三年致仕還精神清勝脉遂平和此不妄服寒藥之效也内經曰誅罰無過是謂大惑解之可也寶鑑

用藥四禁

凡治病服藥必知時禁經禁病禁藥禁夫時禁者必本四時升降之理汗下吐利之宜大法春宜吐象萬物之發生耕耨科斫使陽氣之鬱者易達也夏宜汗象萬物之浮而有餘也秋宜下象萬物之收成推陳致新而使陽氣易收也冬周密象萬物之閉藏使陽氣不動也夫四時陰陽者與萬物沉浮於生長之門

逆其根伐其本壞其真矣又云用溫遠溫用熱遠熱用凉遠凉用寒遠寒無翼其勝也故冬不用白虎夏不用青龍春夏不服桂枝秋冬不服麻黃不失氣宜如春夏而下秋冬而汗是失天信伐天和也有病則從權過則更之

經禁者足太陽膀胱經為諸陽之首行於背表之表風寒所傷則宜汗傳入本經則宜利小便若下之大早必變證百出此一禁也足陽明胃經行身之前主腹滿脹大便難宜下之蓋陽明化燥火津液不能停禁發汗利小便為重損津液此二禁也足少陽膽經行身之側在太陽陽明之間病則往來寒熱口苦胸脇痛秖宜和解且膽者無入無出又主發生之氣下

則犯太陽汗則犯陽明利小便則使生發之氣反陷
入陰中此三禁也三陰非胃實不當下爲三陰無傳
本須胃實得下也分經用藥有所據焉
病禁者如陽氣不足而陰氣有餘之病則凡飲食及
藥忌助陰瀉陽諸淡食及淡味之藥瀉陽升發以助
收斂也諸苦藥皆沉瀉陽氣之散浮諸薑附官桂辛
熱之藥及濕麪酒大料物之類助火而瀉元氣生冷
硬物損陽氣皆所當禁也如陰火欲衰而退以三焦
元氣未盛必口淡如鹹物亦所當禁也
藥禁者如胃氣不行内亡津液而乾涸求湯飲以自
救非渴也乃口乾也非温勝也乃血病也當以辛酸
益之而淡滲五苓之類則所當禁也汗多禁利小便

小便多禁發汗。咽痛禁發汗利小便。若大便快利，不得更利大便。秘澀以桃仁、當歸、麻子仁、郁李仁、皂角仁和血潤腸，如燥藥則所當禁也。吐多不得復吐。如吐而大便虛軟者，此上氣壅滯，以薑橘之屬宣之。吐而大便不通，則利大便，上藥所當禁也。諸病惡瘡及小兒癍後大便實者，亦當下之，而薑橘之類則所當禁也。又如脉弦而服平胃散，脉緩而服黃耆建中湯，乃實實虛虛，皆所當禁也。人禀天之濕化而生胃也。胃之與濕，其名雖二，其實一也。濕能滋養于胃，胃濕有餘，亦當瀉濕之太過也。胃之不足，惟濕物能滋養。仲景云：胃勝思湯餅，而胃虛食湯餅者，往往增劇。濕能助火，火旺鬱而不通主大熱。初病火旺，不可食以助

火也察其時辨其經審其病而後用藥四者不失其宜則善矣脾胃論

用藥偏勝論

辨曰天有四時春爲之始聖人作經謂之履端蓋履端於始序則不愆以時令考之生氣既至萬物萌動一有舛錯則物爲暴陵人爲夭傷故肅殺之令行於發生之月此養生之大禁也在人之身亦有四時惟和氣爲養生之本凡聖經所載寒藥必燥熱之病乃可用之不當以時令爲限也今人不問膏粱貴族及閭巷細民一切用寒凉以自戕伐不知庸醫誰倡此論至謂病字疾脚下加丙火也病無不熱然疾字乃脚下加矢凡有疾者豈皆中箭乎此尤可笑者仔細

爲辨之寒藥寒物其性皆禀北方寒水之化而生蓋冬月寒氣盛王萬物悉皆殞絶其爲肅殺可知矣寒物寒藥既禀此化而生施之於人非肅殺之令乎況寒凉之劑入腹周身之火得水則升走陰躁之極欲坐井中陽已先亡醫猶不悟復指爲熱重以寒藥投之其死也何疑焉與夫春秋服宣藥欲以疏導三冬積熱不知月令有云二月之氣萌芽始發陽氣所養物乃條暢今反以寒藥行肅殺之令百穀草木方欲甲折重爲霜雪抑遏之雖欲發現其可得乎内經云春三月此謂發陳天地俱生萬物以榮大槩謂人順春令當生而勿殺予而勿奪賞而勿罰此應春之養生之道也即此觀之陽生陰殺久則與之俱化自取

危亡信矣豈惟寒哉熱亦如之經云一陰一陽之謂道偏陰偏陽之謂疾聖濟經曰陽劑剛勝積若燎原爲消狂癰疽之屬則天癸竭而榮涸陰劑柔勝積若凝氷爲洞泄寒中之屬則真火微而衛散故大熱大寒之藥當從權而用之氣平卽止如寒熱而有所偏助令人藏氣不平嗚呼死生之機捷若影響殆不可忽（發明）

古方難於今用

歐公與蘇老泉書云某啓自以拙疾數日闕於致問不審體中何如必遂平愈孫兆藥多凉古方難用於今更宜叅以他醫爲善也專此不宜（尺牘）

按孫兆神宗朝名醫也用藥之偏有如是公之明

見宜矣其服四生丸致喉腫而追悔無及又毒於剛劑矣醫信難哉

古人服藥活法

在上不厭頻而少在下不厭頻而多少服則滋榮於上多服則峻補於下 湯液本草

藥味專精

至元庚辰六月許伯威年五十四中氣本弱病傷寒八九日醫者見其熱甚以凉藥下之又食梨三四枚痛傷脾胃四肢冷時發昏憒予診其脉動而中止有時自還乃結脉也心亦悸動吃噫不絕色變青黃精神減少目不欲開倦臥惡人語笑以炙甘草湯治之成無已云補可去弱人參大棗之甘以補不足之氣

桂枝生薑之辛以益正氣五藏痿弱榮衛涸流濕劑所以潤之麻仁阿膠麥門冬地黄之甘潤經益血復脉通心是也加以人參桂枝急扶正氣生地黄減半恐傷陽氣剉一兩劑服之不效予再候之脉證相對莫非藥有陳腐者致不效乎再市藥之氣味厚者煎服其證減半再服而安凡藥之昆蟲草木産之有地根葉花實採之有時失其地則性味少異矣失其時則氣味不全矣又况新陳之不同精粗之不等倘不擇而用之其不效者醫之過也内經曰司歲備物氣味之精專也修合之際宜加謹焉

用藥根梢身例

凡根之在土者中半巳上氣脉之上行也以生苗者

爲根中半已下氣脉之下行也入土者爲梢病在中焦與上焦者用根在下焦者用梢根升而梢降大凡藥根有上中下人身半已上天之陽也用頭在中焦用身在身半已下地之陰也用梢述類象形者也

湯液煎造

病人服藥必擇人煎藥能識煎熬制度須令親信恭誠至意者煎藥銚器除油垢腥穢必用新淨甜水爲上量水大小斟酌以慢火煎熬分數用紗濾去柤取清汁服之無不效也並見上

高醫蓄藥

夫高醫以蓄藥爲能倉卒之間不蓄何能得之若桑寄生桑螵蛸鹿角膠天靈蓋虎膽蟾酥野駞螢蓬藁

空青婆娑石石蠏冬灰臘雪水松黄之類如此者甚多不能一一遍舉唐元澹字行冲嘗謂狄仁傑曰下之事上譬富家儲積以自資也脯腊膎胰以供滋膳參术芝桂以防疾疢門下充旨味者多矣願以小人備一藥可乎仁傑笑曰公正吾藥籠中物不可一日無也然梁公因事而言獨譬之以藥則有以見天下萬物之中尤不可闕者藥也知斯道者則知醫矣衍義

㕮咀兩字

㕮咀兩字唐本註謂爲商量斟酌非也嘉祐復符陶隱居說爲細切亦非也儒家以謂有含味之意如人以口齒咀嚙雖破而不塵但使含味耳張仲景方多言㕮咀其義如此見上

辨藥病不相主對

鄭氏議古人醫書不能無失，如錢氏治慢驚用括蔞湯與病不相主對，是謂之失。以愚觀之，所儲藥性，醫者之通曉，縱有前證，未必肯用，但不容於不講明耳。殊不知錢氏既沒之後，其書成於仕路故人閻孝忠編集刊行，屢經異代。況錢氏儒醫，名聞朝野，施治之法，如珠在貫，未嘗少差。鄭氏所指謾驚誤用括蔞湯，然本方下明載治肺熱涎盛，非爲慢驚而設。閻孝忠豈不知此？其或居官録梓之日，失于參考，訛傳此劑，致有前議。柰歷年已遠，卒難校正。若論五藏補瀉之妙，卻無瑕可指，及諸雜方有功于世，不爲不多。直訣一書，信不誣矣。

議金銀薄荷

古方所載金銀薄荷爲湯使後之醫者遂以薄荷外加以金鏍銀鏍同煎殊欠講明夫鏍者婦人嘗帶之物垢膩浸漬用以煎煮其味雜乎藥内大非所宜切須戒此昔名醫何澄論金銀薄荷乃金錢薄荷即今之家園薄荷葉小者是其葉似金錢花葉故名曰金錢薄荷此理甚明非所謂再加金銀同煎大槩錢字與銀字相近故訛以傳訛是亦魯魚亥豕之類也並活幼心書

服藥多少

凡服藥多少要與病人氣血相宜蓋人之禀受本有强弱又貴賤苦樂所養不同豈可以一槩論況病有

久新之異尤在臨時以意裁之故古方云諸富貴人驟病或少壯膚腠緻密與受病日淺者病勢雖輕用藥宜多諸久病之人氣形羸弱或腠理開疏者用藥宜少

論湯散

古方湯法㕮咀謂剉如麻荳散法治羅謂治擇搗羅蓋卒病賊邪須湯以蕩滌久病痼疾須散以漸漬近世一切爲散遂忘湯法今以剉切㕮咀或麄擣篩之類爲湯擣羅極細者爲散又如丹丸膏煎之名不知異用之實蓋丹者烹煉而成有一陽在中之義丸者取其以物收攝而已膏者謂摩傅之藥煎者取其和熟爲服食之劑今以火鍊及色赤者爲丹非鍊者爲

丸以服食者爲煎塗傅者爲膏審此數者他可類推而知也

服利湯法

凡服利湯貴在侵早仍欲稍熱若冷則令人吐嘔又須澄清若濁則令人心悶大約分爲三服初與一服宜最多乘病人穀氣尚彊故也次與漸少又次最少若其疎數之節當問病人前藥稍散乃可再服

服補益丸散法

凡服補益丸散者自非衰損之人皆可先服利湯瀉去胷腹中壅積痰實然後可服補藥應服治風湯散皆須三五劑自有久滞風病卽須倍此乃至百餘日可差又當斟酌所宜傷寒時氣不拘旦暮當卽亟治

其服藥亦不可拘以常法庶使病易得愈不致傳變是以小兒女子得病益以滋甚者良由隱忍冀差不即治之也並聖濟總録

藥戒

聖人謹疾

季康子饋藥孔子拜而受之曰丘未達不敢嘗

余鄉有宋老人者偶得一方名百病丸異其藥寡而功多遂合之以饋諸老適有所厚者病胛不起此老亦饋之三丸酒吞下是夕憒亂次早而終哀哉以孤弱之元氣加暴悍之毒藥速其未絕之命可悲也已世之畜方自信者亦可爲警宜以聖人之言冠藥戒之首

誤治瘟疫

元光春京師翰林應奉李屏山得瘟疫證頭痛身熱口乾小便赤澀渠素嗜飲醫者便以酒癥丸犯巴荳利十餘行次日頭痛諸病仍存醫者不識復以辛温之劑解之加之卧於暖炕强食葱醋湯圖獲一汗豈知種種客熱疊發併作目黄斑生潮熱血泄大喘大滿後雖用承氣下之已無及矣至今議者紛紛終不知熱藥之過往往獨歸罪於承氣湯用承氣湯者不知其病已危猶復用藥學經不明故也良可罪也然議者不歸罪於酒癥丸者亦可責也夫温證在表不可下况巴荳之丸乎巴荳不已况復發以辛温之劑乎必有仲尼方明冶長之非罪微生高之非直終不

肯以數年之功苦讀内經但隨衆好惡爲之毁譽若此者皆妄議者也不真知其理遽加毁譽君子之所不取漫録此爲後人戒

服藥一差轉成他病說

語云子之所慎齋戰疾又云丘未達不敢甞此言服藥不可不畏慎也然世有百十年相襲之蔽至今不除者敢畧數一二使後車改轍不蹈前覆夫傷寒瘟疫時氣中暑風温風瘧與中酒傷食者其初相類此最誤人或先一日頭痛曾傷酒者便歸過于酒曾傷食者便歸過于食初覺滿悶醫者不察其脉不原其始遽用備急丹纏積丹軟金丸酒癥丸此藥犯巴豆或出油不盡大熱大毒走泄五七行或十餘行其人

必津液枯涸腸胃轉燥發黃瘀熱目赤口乾恍惚潮熱昏憒惑狂諸熱交作如此誤死者不可勝舉若其人或本因酒食致過亦能頭痛身熱戰慄惡寒醫遽不察其脉不究其原反作傷寒發之桂枝升麻麻黃之屬以汗解之汗而不解轉轉疑惑反生他證如此誤死者可勝計哉又如久病咳嗽形體羸瘦飲食減少旦靜夜劇醫者不察便與烏梅罌粟殼紫苑枯礬如此峻攻嗽疾未除澁滯之病作矣嗽加之澀飲食彌減醫者不察更以熱劑養胃溫劑和脾致令頭面汗出燥熱潮發形容瘦悴涎液上出流如湧泉若此死者不可勝數又如婦人產餘之疾皆是敗血惡物發作寒熱臍腹撮痛乳湩枯涸食飲消減醫者不察

便謂產後血出數斗氣血俱虛便用溫熱之劑養血補虛止作寒治舉世皆然豈知婦人之孕如天地之孕物也物以陰陽和合而後生人亦以陰陽和合而後孕偏陰偏陽豈有孕乎此與禾黍瓜菓之屬何異若水旱不時則華之與實俱痿落矣此又與孕而不育者復何異哉七月立秋後十八日寸草不結者以天寒故也今婦人姙娠終十月無難而生反謂之寒何不察其理之甚也竊譬之冶塼者炎火在下以水沃其窑之巔遂成磚矣塼既出窑窑頓寒耶世俗竟傳黑神散之屬治產後一十八證非徒不愈其經脉涸閉前後淋悶嘔吐嗽疾凡百熱證生矣若此誤死者不可勝計曷若四物湯與凉膈散對停大作湯劑

而下之利以數行惡物俱盡後服淡甘之劑自愈矣又如小兒腹滿喘嗽痰涎不利醫者不察便用白餅子之屬夫白餅子巴荳大熱有大毒兼用膩粉其後必生口瘡上喘咳嗽嘔吐不嗜飲食之疾然此治貧家小兒猶或可效膏粱之家必生他病又何疑哉又如瀉利之疾歲歲有之醫者不察便用聖散子之屬乾薑赤石脂烏梅罌粟囊官桂石榴皮龍骨牡礪之屬變生小便癃閟甚者爲脹又甚者水腫之疾生矣間有愈者病之微者也甚則必不愈矣又如人病停飲或因夏月傷冷過多皆爲脾胃客氣有餘也宜逐而去之醫者不可以爲脾衰而補之則痞者更痞滿者更滿復有巴荳丸下之者病雖少解必不嗜食上

燥之病生矣又如人因閃跗膝踝肘腕大痛醫者不察便用鈹鍼出血如未愈者再三刺之出血既多遂成跛躄內經曰足得血而能步血盡安得步哉若余治閃跗則不然以禹功散或通經二三錢下神祐丸或除濕丹百餘丸峻瀉一二十行則痛出當痒發痛屬夏痒屬秋秋出則夏衰矣此五行勝復之理也故凡腰胯脇痛杖瘡落馬墜墮打撲莫不同然蓋此痛得之于外非先元虛元弱古人云痛隨利減宜峻瀉畢但忌熱酒可一藥而愈勿謂峻瀉輕侮此法昔有齒痛連月不止以鐵鈐鈕取之血不止而死又有人因上下齒痛凡百痛者輒取不數年上下齒盡至五十歲生硬之物皆不能食夫上下齒痛皆由手足陽

明二經風熱甚而痛可用大小承氣湯藏用丸祛風丸等藥瀉之則痛當自止內經曰諸痛痒瘡瘍皆屬心火啓玄子云百端之起皆自心生心者火也火生土之故也出牙之誤不可不知又如治水腫痛者多用水銀輕粉白丸子大毒之藥下之水腫未消而牙齒落牙齒落而不進食水盡而立斃復有人於兩足鍼之水出如泉水盡而斃皆醫殺之耳並儒門事親

方成弗約之失

丁巳冬十月予從軍回至汴梁有伶人李人愛謂予曰大兒自今歲七月間因勞役渴飲凉茶及食冷飯覺心下痞請醫治之醫投藥一服下利兩行其證遂減不數日又食冷物心腹復痞滿添嘔吐惡心飲食

無味且不飲食四肢困倦懶於言語復請前醫診視曰此病易爲更利幾行即快矣遂以無憂散對加牽牛末白湯服至夕腹中雷鳴而作陣痛少焉既吐又瀉煩渴不止飲冷無度不復能禁時發昏憒再命前醫視之診其脉不能措手而退頃之冷汗如洗口鼻氣漸冷而卒矣小人悔恨無及敢以爲問予曰未嘗親見不知所以然既去或曰予親見之果藥之罪歟而非歟對曰此非藥之罪乃失其約量之過也夫藥用之無據反爲氣賊內經云約方猶約囊也囊滿弗約則輸泄方成弗約則神與氣弗俱故仲景以桂枝湯治外傷風邪則曰若一服汗出病差停後服不必盡劑大承氣湯下大滿大實則曰得更衣止後服不

必盡劑其慎如此此爲大戒蓋得聖人約囊之旨也
治病必求其本蓋李人以俳優雜劇爲戲勞神損氣
而其中薾然因時暑熱渴飲凉茶脾胃氣弱不能運
化而作痞滿以藥下之是重困也加以不慎又損其
陽虛而復傷傷而復下陰爭於内陽擾於外魄汗未
藏四逆而起此仲景所謂一逆尚引日再逆促命期
如是則非失約量之過而何故内經戒云上工平氣
中工亂脉下工絶氣危生下工不可不慎也

下多亡陰

眞定趙客乙丑歳六月間客於他方因乘困傷濕麵
心下痞滿躁熱時作卧不能行遂宿於寺中僧以大
毒食藥數丸下十餘行心痞稍減越日困睡爲盜刼

其財貨心有所動遂躁熱而渴飲冷酒一大甌是夜臍腹脹痛僧再以前藥復下十餘行病加困篤四肢無力躁熱身不停衣喜飲冷水米穀不化痢下如爛魚腸腦赤水相雜全不思食强食則嘔痞甚於前噫氣不絕足胻冷少腹不任其痛請予治之診其脉八九至按之空虛予沂流而尋源蓋暑天之熱巳傷正氣以有毒大熱之劑下之一下之後其所傷之物巳去而無餘矣遺巴荳之氣流毒於腸胃間使嘔逆而不能食胃氣轉傷而然及下膿血無度大肉陷下皮毛枯槁脾氣弱而衰也舌上赤澀口燥咽乾津液不足下多亡陰之所致也陰既巳亡心火獨旺故心胷躁熱煩亂不安經曰獨陽不生獨陰不長天之由也

遂辭而退後易他醫至不審其脉不究其源惟見痞滿以枳殼丸下之病添喘滿利下不禁而死金匱要畧云不當下而强下之令人開腸洞泄便溺不禁而死此之謂也夫聖人治病用藥有法不可少越内經云大毒治病十去其六小毒治病十去其七常毒治病十去其八無毒治病十去其九如不盡行復如法以穀肉果菜養之無使過之過則傷其正矣記有之云醫不三世不服其藥蓋慎之至也彼僧非醫流妄以大毒之劑下之太過數日之間使人殞身喪命用藥之失其禍若此病之擇醫可不謹乎戒之

汗多亡陽

齊大哥十一月間因感寒邪頭項强身體痛自用靈

砂丹四五粒併服以酒引下遂大汗出汗後身輕至夜前病復來以前藥復汗其病不愈復以通聖散發汗病添身體沉重足胻冷而惡寒是日方命醫醫者不究前治又以五積散汗之翌日身重如石不能反側足胻如氷冷及腰背頭汗如貫珠出而不流心胷躁熱煩亂不安喜食冷西瓜梨柿氷水之物常置左右病至於此命予治之診得六脉如蛛絲微微欲絕予以死訣之主家曰得汗多矣焉能爲害予曰夫寒邪中人者陽氣不足之所致也而感之有輕重汗之者豈可失其宜哉仲景曰陰盛陽虚汗之則愈汗者助陽退陰之義也且寒邪不能自出必待陽氣泄乃能出也今以時月論之大法夏月宜汗此大法焉然

亦以太過爲戒況冬三月閉藏之時無擾乎陽無泄皮膚使氣亟奪爲養藏之道也逆之則少陰不藏此冬氣之應也凡有觸冒宜微汗之以平爲期邪退乃已急當衣煖衣居密室服實表補衛氣之劑雖有寒邪弗能爲害此從權之治也今非時而大發其汗乃謂之逆故仲景有云一逆尚引日再逆促命期今本傷而汗汗而復傷傷而復汗汗出數四使氣亟奪衛氣無守陽泄於外陰乘於内故經云獨陽不生獨陰不長不死何待雖盧扁亦不能治也是日至夜將半項强身體不仁手足搐急爪甲青而死矣金匱要畧云不當汗而妄汗之令人奪其津液枯槁而死矣今當汗之一過卒絶其命況不當汗而强汗之乎

藥戒

客有病痞者積於其中伏而不得下自外至者捍而不得納從醫而問之曰非下之不可歸而飲其藥既飲而暴下不終日而向之伏者散而無餘向之捍者柔然而不支焦膈導達呼吸開利快然若未始有疾者不數日痞復作投以故藥其快然也亦如初自是不逾月而痞五作而五下每下輒愈然客之氣一語而三引體不勞而汗股不步而慄膚革無所耗於前而其中薾然莫知其所來嗟夫心痞非下不可已予從而下之術未爽也薾然獨何如聞楚之南有良醫焉往而問之醫歎曰子無怪是薾然者也凡子之術固爲是薾然也坐吾語汝且天下之理有甚快於吾

心者其未必有傷求無傷於終者則初無望其快於吾心夫陰伏而陽蓄氣與血不運而爲痞横乎子之胷中者其累大矣擊而去之不須臾而除甚大之累和平之物不能爲也必將擊搏震撓而後可夫人之和氣冲然而甚微泊乎其易危擊搏震撓之功未成而子之和蓋已病矣由是觀之則子之痞凡一快者子之和一傷矣不終月而快者五子之和平之氣不旣索乎故體不勞而汗股不步而慄薾然如不可終日也且將去子之痞而無害於和也子歸燕居三月而後與之藥可爲也客歸三月齋戒而復請之醫曰子之氣少復矣取藥而授之曰服之三月而疾少平又三月而少康終年而復常且飲藥不得亟進客歸

而行其說然其初使人懣然而遲之蓋三投藥而三反之也然日不見其所攻之效久較則月異而時不同蓋終歲而疾平客謁醫再拜而謝之坐而問其故醫曰是醫國之說也豈特施之於疾哉子獨不見秦之治民乎悍而不聽令惰而不勤事放而不畏法令之不聽治之不變則秦之民嘗痞矣商君見其痞也厲以刑法威以斬伐悍厲猛鷙不貸毫髮痛剗而力鋤之於是乎秦之政如建瓴流通四達無敢或拒而秦之痞嘗一快矣自孝公以至二世也凡幾痞而幾快矣頑者已圯強者已柔而秦之民無歡心矣故猛政一快者歡心一亡積快而不已而秦之四民愕然徒具其物而已民心日離而君孤立於上故匹夫大

呼不終日而百疾皆起秦欲運其手足肩膂而漠然不我應故秦之亡者是皆爲快者之過也昔者先王之民其初亦嘗痞矣先王豈不知砉然擊去之以爲速也懼其有傷於終也故不敢求快於吾心優柔而撫存之教以仁義導以禮樂陰解其亂而除去其滯旁視而懣然有之矣然月計之歲察之前歲之俗非今歲之俗也不擊不摶無所忤逆是以日去其戾氣而不嬰其歡心於是政成教達安樂久而無後患矣是以三代之治皆更數聖人歷數百年而後俗成則予之藥終年而愈疾蓋無足怪也故曰天下之理有快於吾心者其末也必有傷求無傷於其終則初無望其快吾心雖然豈獨於治天下哉客再拜而記其

說

輕易服藥戒

何秀者一女子病其父謂予曰年十三時五月間因傷冷粉腹中作痛遂於市藥鋪中贖得神芎丸服之臍腹漸加冷疼時發時止今踰七八年不已何也答曰古人云寒者熱之治寒以熱良醫不能廢其繩墨而更其道也據所傷之物寒也所攻之藥亦寒也重寒傷胃其爲冷痛豈難知哉凡人之脾胃喜溫而惡冷況女子幼小血氣尚弱不任其寒故陽氣潛伏寒毒留連久而不除也治病必先求其本當用溫中養氣之藥以救前失服之月餘方愈嗚呼康子饋藥孔子拜而受之以未達不敢嘗此保生之重者也柰何

常人命醫拱默而令切脉以謂能知病否且脉者人之血氣附行於經絡之間熱勝則脉疾寒勝則脉遲實則有力虛則無力至於所傷何物豈能別其形象乎醫者不可不審其病源而主家不可不說其病源如何氏女子不以病源告醫而求藥於市鋪發藥者亦不審其病源而漫以藥付之以致七八年之病皆昧此理也孫真人云未診先問最爲有準東坡云只圖愈疾不圖困醫二公之語其有功於世大矣

妄自投藥

高郎中家好收方書及得效藥方家人有病自爲處治亦曾有效中統庚申五月間弟婦產未滿月食冷酪飯苦苣及新李數枚漸覺腹中痛太夫人以自合

檳榔丸七十丸服之至夜痛尤甚恐藥力未達又進五十丸須臾間大吐且瀉其痛增極肢體漸冷口鼻氣亦冷急求醫療未至而卒後太夫人見予訴其由曰天命耶藥之過耶君試裁之予曰非難知也凡醫治病虛則補之實則瀉之此定法也人以血氣爲本今新產血氣皆損胃氣虛弱不能腐熟生硬物故滿而痛也復以寒劑攻之又況夏月陰氣在內重寒相合是大氣入腹使陰盛陽絶其死何疑難經曰實實虛虛損不足而益有餘如此死者醫殺之耳非天命也太夫人然其言噫曲禮謂醫不三世不服其藥其慎如此彼禍已往而不可咎後之用藥者當以此爲戒之並衛生寶鑑

妄服熱劑求子

朱右云馬萬戸妻體肥而氣盛自以無子嘗多服煖宮藥積久火甚迫血上行爲衄衄必數升餘面赤脈躁精神恍恍如癡醫者猶以治上盛下虛丹劑鎮墜之迎滑伯仁診視伯仁曰經云上者下之今血氣俱盛溢而上行法當下導柰何實實邪卽與桃仁承氣湯三四下積瘀旣去繼服旣濟湯二十劑而愈白雲集

服宣藥戒

丹溪曰予伯考形肥骨瘦味厚性沉五十歲輕於聽信忽於三月半贖春宣丸一貼服之下兩三行每年率以爲常至五十三歲時七月初炎熱之甚無病暴死豈非妄認春宣爲春瀉而致禍邪自上召下曰宣

宣之一字吐也明矣張子和先生已詳論之昔賢豈妄言哉詳之審訂無疑後之死者又有數人愚故表而出之以爲後人戒餘論

服藥過中餘毒生病

歐陽公嘗答張學士書云某以嘗患兩手中指攣搐爲醫者俾服四生丸手指雖不搐而藥毒爲孽攻注顒頷間結核咽喉腫塞盛暑殆不聊生近方銷釋衰弱百病交攻難堪久處茲地尺牘

夫中指者手少陽手厥陰之經屬火是主血此蓋衰年血枯不能養筋厥火獨炎燔灼其筋因之縮而攣也所以專當養血退火此四生丸有川烏其性大熱當歸佐之治血寒而風濕甚者其可濟火

平況公平素善飲宜其餘毒攻注而然内經曰治病以平爲期公之明哲委醫如此矧庸庸者乎麻知幾正以此爲賢愚殆未相遠所以言之喋喋也

理當別藥

嘗有一醫官暑月與貴人飲貴人曰我昨日飲食所傷今日食減醫曰可餌消化藥他人當服十丸公當減其半下咽未久踈逐不已幾致於斃以此較之虚實相遼不可不察故曰病當別論又有一男子暑月患血痢醫者妄以凉藥逆制專用黄連阿膠木香藥治之此藥始感便治則可今病久腸虚理當不可服踰旬不已幾至委頓故曰理當別藥衍義

過服凉劑成腹痛

婕提領因目疾服凉劑數日遂得陰病臍腹下大痛幾至於斃與薑附等劑雖稍蘇痛不已遂於本方内倍芍藥服之愈活幼心書

服丹砂暴死

宋中書令薛文惠公居正因服丹砂遇毒方奏事疾作遽掖歸中書已不能言但指廡間儲水器而已左右取水至不能飲偃閤中吐氣如烟歘輿歸私第而卒時太平興國六年夏六月也宋史

文惠輔相十八年寬簡不察衆論賢之而乃躭嗜金石以希延壽不鑑前人覆轍之戒卒不以壽終況愚夫蹈襲乎惜哉

論服丹藥

金石伏火丹藥有欲嗜者率多服之冀其補助蓋方書述其功效必曰益壽延年輕身不老執泥此說服之無疑不知其爲害也彼方書所述誠非妄語惟修養之士嗜慾既寡腎水盈溢水能尅火恐陰陽偏勝乃服丹以助心火心爲君腎爲臣君臣相得故能延年況心不外役火雖盛而不炎以火留水以水制火水火交鍊其形乃堅雖非向上修行亦養形之道也彼嗜慾者水竭於下火炎於上復助以丹火烈水枯陰陽偏勝精耗而不得聚血竭而不得行況復喜怒交攻抱薪救火發爲消渴凝爲癰疽或熱或狂百證俱見此丹藥之害也人既不能絶慾惟當助以温平之劑使榮衛交養有寒證則間以丹藥投之病去則

已或者不知此理每恃丹石以爲補助實戕賊其根本耳豈善攝生之道哉（儲泳祛疑）

無病服藥辨

諺曰無病服藥如壁裏安柱此無稽之説爲害甚大夫天之生物五味備焉食之以調五臟過則生疾故經云陰之所生本在五味陰之五宮傷在五味又曰五味入胃各遂其所喜故酸先入肝辛先入肺苦先入心甘先入脾鹹先入腎久而增氣氣增而久夭之由也又云酸走筋辛走氣苦走骨鹹走血甘走肉五味口嗜而欲食之必自裁制勿使過焉至於五穀爲食五果爲助五畜爲益五菜爲充氣味合而食之補精益氣倘用之不時食之不節猶或生疾况藥乃攻

邪之物無病而可服耶聖濟經曰彼修真者蔽於補養輕餌藥石陽劑剛勝積若燎原爲消狂癰疽之屬則天癸竭而榮涸陰劑柔勝積若凝氷爲洞泄寒中之屬則真火微而衛散一味偏勝一臟偏傷一臟既傷四臟安得不病唐孫思邈言藥勢有所偏勝令人臟氣不平裴潾諫唐憲宗曰夫藥以攻疾非朝夕常用之物況金石性酷烈有毒又加鍊以火氣非人五臟所能禁至於張臯諫穆宗曰神慮清則氣血和嗜慾多而疾疢作夫藥以攻疾無疾不可餌故昌黎銘李子之墓曰余不知服食説自何世起殺人不可計而世慕尚之益至此其惑也今直取目見親與之遊而以藥敗者六七公以爲世戒工部尚書歸登殿中

御史李虛中刑部尚書李遜弟刑部侍郎建襄陽節度使工部尚書孟簡東川節度使御史大夫盧植金吾將軍李道古今又復取目見者言之僧閣仲章服火煉丹砂二粒項出小瘡腫痛不任牙痒不能嚼物服涼膈散半斤始緩後飲酒輒發藥以寒涼之劑則緩終身不愈鎮人李潤之身體肥盛恐生風疾至春服搜風丸月餘便下無度飲食減少舌不知味口乾氣短臍腹痛足脛冷眩運欲倒而色青黃不澤日加困篤乃告親知曰妄服藥禍悔將何及後添煩躁喘滿至秋而卒張秀才者亦聽方士之說服四生丸推陳致新服月餘大便或溏或瀉飲食妨阻怠惰嗜臥目見黑花耳聞蟬聲神虛頭旋飄飄然身不能支至

是亦知藥之誤也遂調飲食順起居謹於保養三二年間其證猶存踰十年後方平復劉氏子聞人言臘月晨飲凉水一杯一月至春則無目疾遂飲之旬餘覺腹中寒痛不任咳嗽嘔吐全不思食惡水而不欲見人足脛寒而逆醫以除寒燥熱之劑急救之終不能效此皆無故求益生之祥反生病焉或至於喪身殞命壁裏安柱果何如哉且夫高堂大厦梁棟安基址固毀塗壞塈柱於壁中甚不近人情潔古老人云無病服藥乃無事生事此誠不易之論人之養身幸五臟之安泰六腑之和平謹於攝生春夏奉以生長之道秋冬奉以收藏之理飲食之有節起居而有常少思寡慾恬澹虛無精神內守此無病之時不藥之

藥也噫彼數人者既往不咎矣後人當以此爲龜鑑乎寶鑑

牽牛不可躭服

張文懿云牽牛不可躭嗜脫人元氣予初亦疑此藥不可躭嗜後見人有酒食病痞多服食藥以道其氣及服藏用神芎丸或犯牽牛等丸如初服即快藥過再食其病痞依然猶前又服其痞隨藥而效藥過後病復至以至久服則脫人元氣而猶不知悔戒之惟當益脾健胃使元氣生而自能消腐水穀其法無以加矣湯液本草

老人虛人風人便祕禁駃藥

初虞世云余歷觀古人用通藥率用降氣等藥蓋肺

氣不下降則大腸不能傳送以杏仁枳殼訶子等藥是也又老人虛人風人津液少大便秘經云澁者滑之故用胡麻杏仁麻子仁阿膠之類是也今人學不師古妄意斟酌每至大便秘燥即以駃藥蕩滌之既走津液氣血大便隨手愈更秘澁兼生他病予昔在魯山日有一諜少自稱太醫曹鎮有寄居王世安少府本京師人始病風濕未疾爲此生以駃藥累累利之後爲肺痿咯膿血卒至大便不通而死古人服藥尤所謹重不若今人之輕生故舉此以戒後人良方

妄服藥病水腫

劉惟簡至乾寧軍有人獻金花丸以縮小便藥犯砒蝋服三日小便極少至羈州肢體通腫蓋被閉卻水

道水溢妄行不遇盧扁幾爲所誤蓋水泉不止者膀
胱不藏也宜服暖劑以攝水其可强止之耶參贊

服斷胎藥僵死

丹溪云曾見一中年婦人因多子於月内服鉛丹二
兩遂四肢冰冷彊直食不入口時正仲冬遂急服理
中湯加附子與數十貼而安謂鉛丹凉而無毒者可
乎本草發揮

醫説續編卷第三

醫說續編卷第四

崑山　周恭　輯

養生調攝

漢武帝悔求神仙

武帝上嵩山遇仙人長一丈耳下垂肩帝禮而問之曰吾九疑山人聞中嶽石上有菖蒲一寸九節食之可以長生故來採之帝曰彼非欲服食以喻朕耳後帝因田千秋之言悉罷方士候神人者每對羣臣自歎向時愚惑爲方士所欺天下豈有仙人盡妖妄耳節食服藥差可少病而已

攝養莫若守中

攝養之道莫若守中守中則無過與不及之害經曰

春秋冬夏四時陰陽生病起於過用蓋不適其性而强云爲逐强處卽病生五臟受氣蓋有常分用之過耗是以病生善養生者旣無過耗之弊又能保守真元何患乎外邪所中也故善服藥不若善保養不善保養不若善服藥世有不善保養又不善服藥倉卒病生而歸咎於神天噫是亦未嘗思也可不謹歟本草衍義

養生在忘物我

李旲來陳時年八九十歲矣顏色已衰然善篆符人有患者得其符鬼或去時陳述古官舍多鬼迨不復安居旲居其西堂鬼卽爲止寻問旲何以能爾旲曰述古多慾故爲鬼所侮吾斷慾久矣故鬼不敢見非

他術也間問其所以養生者昊曰人禀五行以生與天地均五行之運於天地無窮而人壽不過百歲者人自害之耳人生而知物我之辨内其在我而外其在物物我之情不忘於心我與物爲二則其所受五行之氣判然與五行之大分不過因其所受之厚薄各盡其所有而止故或壽或夭無足怪也今誠忘物我之異使此身與天地相通如五行之氣中外流注不竭安有不長生者哉蘇黄門龍川畧志

論導引

一氣盈虚與時消息萬物壯老由氣盛衰人之有是形體也因氣而榮因氣而病喜怒亂氣情性交爭則壅遏而爲患鍊陽消陰以正遣邪則氣行而患平矧

夫中央之地陰陽所交風雨所會其地平以濕其民食雜而不勞其病多痿厥寒熱故導引按蹻之術本從中央來蓋斡旋氣機周流榮衛宣摇百關疏通凝滯然後氣運而神和内外調暢升降無礙耳目聰明身體輕强老者復壯壯者益治聖人謂呼吸精氣獨立守神然後能壽蔽天地調和陰陽積精全神然後能益其壽命蓋大而天地小而人物升降出入無器不有善攝生者惟能審萬物出入之道適陰陽升降之理安養神氣完固形體使賊邪不得入寒暑不能襲此導引之大要聖濟録

全身形

莊子曰能尊生者雖富貴不以養傷身雖貧賤不以

利累形今世之人居高年尊爵者皆重失之南華經

遠慾則邪不侵

書云耳躭滛聲目好美色口嗜滋味則五臟揺動而不定血氣流蕩而不安精神飛馳而不守正氣旣散邪滛之氣乘此生疾矣

戒唾

養性者唾不致遠遠則精氣俱損久成肺病手足重皮毛麄澀脊痛咳嗽故曰遠唾不如近唾近唾不如不唾

又

有人喜唾液乾而體枯遇至人教以回津之法久而體復潤蓋人身以滋液爲本在皮爲汗在肉爲血在

腎爲精在口爲津伏脾爲痰在眼爲淚曰汗曰血曰淚曰津出則皆不可囘惟津唾則獨可囘囘則生意又續續續矣滋液者吾身之寶金丹訣曰寶聚則爲富家翁寶散則爲孤貧客

避霧露

大霧不宜遠行行宜飲少酒以禦霧瘴昔有三人早行一食粥而病一空腹而死一飲酒而健酒能壯氣辟霧瘴也

大小便勿强忍

大小二事勿强關抑忍又勿失度或澀或滑皆傷氣害生爲禍甚速

慾多損精

書云慾多則損精神可保者命可惜者身可重者精肝精不固目眩無光肺精不交神氣減少腎精不固齒髮浮落脾精不堅肌肉消瘦若耗散真精不已疾病隨生死亡隨至並三元參贊

保養有三

夫草木無知猶假灌溉矧人爲萬物之靈豈不資以保養之義其理萬計約而言之其術有三一養神二惜氣三隄疾忘情去智恬淡虛無此養神也抱一元之本根固歸精之真氣此惜氣也飲食適時溫涼合度此隄疾也寇宗奭

調息箴

鼻端有白我其觀之隨時隨處容與伊猗靜極而噓

如春沼魚動極而翕如百蟲蟄氤氳闔闢其妙莫窮孰其尸之不宰之功雲臥天行非予敢議守一處和千二百歲晦庵

五藏導引法

脾導引法調息鼻微引氣以口微出呼字氣大呼三十細呼十遍勿出口亦勿過也去冷熱宿食又跪坐以兩手据地回顧用力虎視各三五次去積聚風邪毒常以辰戌丑未月四季末十八日旦吸中天金光氣五嚥之以補呼瀉氣

肺導引法調息鼻微引氣以口微出呬字氣大呬三十細呬四十遍勿出口亦勿過也去諸疾又正坐以兩手据地縮身曲脊向上三舉去風邪積勞又反拳搥

背上左右各三五度去肺中風毒畢瞋目嚥唾常以秋三月朔面西吸西方白炁七嚥之以補呬瀉氣

腎導引法調息鼻微引氣以口微出吹字氣大吹三十細吹十遍去一切疾又正坐以兩手上從耳左右引脅三五度或以足前後蹈左右各十數去諸疾常以冬三月朔北面吸黑氣五嚥之以補吹瀉氣

肝導引法調息令和以鼻微引氣以口細出噓字氣大噓三十細噓十遍勿令過也令自耳不得聞除一切熱又正坐以手兩相重按胜下徐緩手左右各三五度又兩手拽相义反復向胷前三五度去積聚風邪毒常以春三月朔東面吸震方初陽青氣九嚥之以補噓瀉氣

心導引法調息令和以鼻微引氣以口微出呵字氣大呵三十細呵十遍勿出白亦勿過也除勞熱煩悶又正坐以兩手作拳用力左右互相築各五六度又以一手按脞上一手向下托空如重石又以兩手急相叉以脚踏手中各五六度去心胷風邪諸疾又閉氣瞑目三築齒三嚥津常以夏三月朔旦南面吸南方赤色三嚥之以補呵瀉氣

膽導引法調息鼻微引氣以口微出嘻字氣以瀉膽實熱冬三月朔北吸黑氣三嚥以補嘻瀉氣又正坐合兩脚掌昂頭以兩手挽脚腕起摇動三五度又大坐兩手拓地舉身努腰脊三五度倘遇非常之怪但努目切齒神强正者必伏其神豈非神氣之用哉　水類

釘方

養老論

人生至六十七十巳後精血俱耗平居無事巳有熱證何者頭昏目眵肌痒溺數鼻涕牙落涎多寐少足弱耳聵徤忘眩運腸燥面垢髮脫眼花久坐兀睡未風先寒食則易饑笑則有淚但是老境無不有此或曰局方烏附丹劑多與老人爲宜豈非以其年老氣弱下虛理宜溫補今子皆以爲熱烏附丹劑將不可施之老人耶余曉之曰奚止烏附丹劑不可妄用至於好酒膩肉濕麪油汁燒炙煨炒辛辣甜滑皆在所忌或曰子何愚之甚耶甘旨養老經訓具在爲子與婦甘旨不及孝道便虧而吾子之言若是其將有說

以通之乎願聞其畧乎悄然應之曰正所謂道並行而不悖者請詳言之古者井田之法行鄉閭之教興人知禮讓比屋可封肉食不及幼壯五十方纔食肉强壯恣饕比及五十疾已蜂起氣耗血竭筋柔骨痿腸胃壅閼涎沫充溢而况人身之陰難成易虧六七十後陰不足以配陽孤陽幾欲飛越因天生胃氣尚爾留連又藉水穀之陰故羈縻而定耳所陳前證皆是血少內經曰腎惡燥烏附丹劑非燥而何夫血少之人若防風半夏蒼朮香附但是燥劑且不敢多况烏附丹劑乎或者又曰一部局方悉是溫熱養陽吾子之言無乃謬妄乎予曰局方用燥劑爲劫濕病也濕得燥則豁然而收局方用暖劑爲劫虛病也補腎

不如補脾脾得溫則易化而食味進下雖暫虛亦可少回內經治法亦許用劫正是此意蓋爲質厚而病淺者設此亦儒者用權之意若以爲經常之法豈不大誤彼老年之人質雖厚此時亦近乎薄病雖淺其本亦易以撥而可以劫藥取速效乎若夫形肥者血多形瘦者氣實間或有可用劫藥者設或失手何以取救吾寧稍遲計出萬全豈不美乎烏附丹劑其不可輕餌也明矣至於飲食尤當謹節夫老人內虛脾弱陰虧性急內虛胃熱則易饑而思食脾弱難化則食已而再飽陰虛難降則氣鬱而成痰至於視聽言動皆成廢懶百不如意怒火易熾雖有孝子順孫亦是動輙扼腕況未必孝順乎所以物性之熱者炭火

製作者氣之香辣者味之甘膩者皆不可食也明矣雖然腸胃堅厚稟氣深壯者世俗觀之何妨奉養縱口固快一時積久必爲灾害由是觀之多不如少少不如絕爽口作疾厚味腊毒前哲格言猶在人耳可不慎歟或曰如子之言殆將絕而不與於汝安乎予曰君子愛人以德小人愛人以姑息況施於所尊者哉惟飲與食將以養生不以致疾若以所養轉爲所害恐非君子之所謂孝與敬也然則如之何則可曰好生惡死好安惡病人之常情爲子爲孫必先開之以義理曉之以物性旁譬曲喻陳說利害意誠辭確一切以敬慎行之又次以身先之必將有所感悟而無扞格之逆矣吾子所謂絕而不與施於有病之時

尤是孝道若無病之時量酌可否以時而進某物不食以某物代之又何傷於孝道乎若夫平居閑話素無開導誘掖之言及至饑腸已鳴饞涎已動飲食在前馨香撲鼻其可禁乎經曰以其飲食忠養之忠之一字恐與此意合請勿易看過予事老母云云見痰飲門後到東陽因聞老何安人性聰敏七十以後稍覺不快便卻粥數日單進人參湯數貼而止後九十餘無疾而卒以其偶同故筆之以求是正

慈幼論

人生十六歲以前血氣俱盛如日方昇如月將圓惟陰長不足腸胃尚脆而窄養之之道不可不謹童子不衣裘帛前哲格言俱在人耳裳下體之服帛溫軟

甚於布也裘皮衣溫暖甚於帛也蓋下體主陰得寒涼則陰易長得溫暖則陰暗消是以下體不與帛絹夾厚溫暖之服恐妨陰氣實爲確論血氣俱盛食物易消故食無時然腸胃尚脆而窄若稠粘乾硬酸鹹甜辣一切魚肉木菓濕麪燒炙煨炒但是發熱難化之物皆宜禁絕只與乾柿熟菜白粥非惟無病且不縱口可以養德此外生栗味鹹乾柿性涼可爲養陰之助然栗大補柿大澀俱爲難化亦宜少與婦人無知惟務姑息畏其啼哭無所不與積成痼疾雖悔何及所以富貴驕養有子多病迨至成人筋骨柔弱有疾則不能忌口以自養居喪則不能食素以盡禮小節不謹大義亦虧可不慎歟至於乳子之母尤宜謹

節飲食下咽乳汁便通情慾動中乳脉便應病氣到乳汁必凝滯兒得此乳疾病立至不吐則瀉不瘡則熱或爲口糜或爲驚搐或爲夜啼或爲腹痛病之初來其溺必甚少便須詢問隨證調治母安亦安可消患於未形也夫飲食之擇猶是小可乳母禀受之厚薄性情之緩急骨相之堅脆德行之善惡兒能速肖尤爲關係古之胎教具在方冊愚不必贅若夫胎孕致病事起茫昧人多玩忽醫所不知兒之在胎與母同體得熱則俱熱得寒則俱寒病則俱病安則俱安母之飲食起居尤當慎密東海張進士次子云云見小兒門予之次女形瘦性急云云見胎孕門若於孕時確守前方何病之有又有陳氏女八歲時云云見驚風門半年而安並餘論

小兒胎禀

豪貴之家居於奥室懷孕婦人饑則醎酸辛辣無所不食飽則恣意坐臥不勞力不運動所以腹中之日胎受軟弱兒生之後洗浴綳包藏於幃帳之内不見風日譬如陰地中草木少有堅實者也

養子調攝

養子若要無病在乎攝養調和　喫熱喫軟喫少則不病　喫冷喫硬喫多則生病　忍三分寒喫七分飽頻揉肚少洗澡

養子十法

一要背暖二要肚暖三要足暖四要頭凉五要心胷凉六者勿令忽見非常之物七者脾胃要温八者兒

啼未定勿使飲乳九者勿服輕粉硃砂十者宜少洗浴（並病源方）

過愛小兒反害小兒說

小兒初生之時腸胃綿脆易饑易飽易虛易實易寒易熱方書舊說天下皆知之矣然禮記曲禮與王符潛夫論天下皆不知也曲禮云童子不衣裘裳說者云裘太溫消陰氣且人十五歲成童尚不許衣裘今之人養稚子當正夏時以綿裌裹腹日不下懷人氣相蒸見天稍寒即封閉密室垂氊下幙爆炕紅爐使微寒不入大暖不泄雖衰老之人尚猶不可况純陽之小兒乎然君子當居密室亦不當如是之暖也王潛夫論云嬰兒之病傷於飽也今人養稚子不察腸

胃所容幾何但聞一聲哭將謂饑號急以湩乳納之兒口豈復知量不吐不巳及稍能食應口輒與夫小兒初生別無伎倆惟善號泣爲強粱耳此二者乃百病之源也小兒除胎生病外有四種曰驚曰疳曰吐曰瀉其病之源止有二曰飽曰煖驚者火乘肝之風木也疳者熱乘脾之濕土也吐者火乘胃膈甚則上行也瀉者火乘肝與大腸而瀉者也夫乳者血從金化而大寒小兒食之肌肉充實然其體爲水故傷乳過多反從濕化濕熱相兼吐利之病作矣醫者不明其本輒以紫霜進食比金白餅之屬其中皆巴豆杏仁巴豆大熱有大毒杏仁小熱有小毒小兒陽熱復以熱毒之藥留毒在內久必變生故劉河間以通聖

凉膈神芎益元治之皆無毒之藥或曰此大人所服之藥非小兒所宜也余聞笑曰大人小兒雖年狀不同其五臟六腑豈復殊耶大人服多小兒服少其實一也故不可下者宜解毒可下者宜調胃瀉心然有逐濕爲之方者故余嘗以牽牛大黄木通三味末之爲丸以洩小兒諸病皆效蓋食乳小兒多濕熱相兼故也今之醫者多以此藥誚予彼既不明造化難與力辨故予書此方以俟來世知道者然善治小兒者當察其貧富貴賤治之蓋富貴之家衣食有餘生子嘗夭貧賤之家衣食不足生子嘗堅貧家之子不得縱其慾雖不如意而不敢怒怒少則肝病少富家之子得縱其慾稍不如意則怒多怒多則肝病多矣夫

肝者木也甚則乘脾矣又况貧家無財少藥故死少富家有財多藥故死多故貧家之育子雖薄於富家其成全小兒反出於富家之右其暗合育子之理者有四焉薄衣淡食少慾寡怒一也無財少藥其病自痊不爲庸醫熱藥所攻二也在母腹中其母作勞氣血運動形得充實三也母既作勞多易生產四也此四者與富家相反也俚諺曰兒哭即兒歌不哭不僂儸此言雖鄙切中其病世俗豈知嚎哭者乃小兒所以泄氣之熱也老子曰終日嚎而不嗄余嘗授人以養子之法兒未能坐時臥以赤地及天寒時不與厚衣布而不綿及能坐時以鐵鈴木壺雜戲之物連以細繩置之水盆中使一沉一浮笑之有聲當炎暑之

時令坐其傍掬水美鈴以散諸熱内經曰四肢者諸陽之本也手得寒水陰氣達於心中乃不藥之藥也余嘗告于陳敬之凡小兒病緩急無藥不如不用庸醫但恐妻妾怪其不醫宜湯浸蒸餅令軟圓作白丸紿其妻妾以爲真藥使兒服之以聽天命最爲上藥昔歲在丙戌羣兒皆病泄瀉但用藥者皆死蓋醫者不達濕熱之理以温燥行之故皆死惟陳敬之不與藥用余之言兩兒獨存噫班固真良史嘗云有病不治得中醫除暴得大疾病宜服藥者當謹熟陰陽無與衆謀若未病之前從于奉養之法亦復不生病縱有微疾雖不服藥可也

補論

麻徵君云予幼歲留心於醫而未嘗見其達者貞祐間自沃來河之南至頓丘而從游張君仲傑之縣舍得遇太醫張子和先生誨仲傑以醫而及於游公君寶暨不肖猗歟大哉先生之學明妙道之淵源採造化之根本講明五運之抑欝發越六氣之勝復淫治定以所制之法配以所宜之方準繩既陳曲直自正規矩既設方圓自成先生之學其學者之準繩規矩歟雖爲人天師可也望而知之以盡其神聞而知之以盡其聖問而知之以盡其工切而知之以盡其巧何假飲上池之水而照見人五臟乎一目而無餘矣至約之法其治有三所用之藥其品有六其治三則汗下吐其品六則辛甘酸苦鹹淡也雖不云補理實

具焉予恐人知補而莫之解故續補説於先生汗下吐三論之後我輩所當聞醫流所當觀而人之所當共知也予考諸經檢諸方試爲天下好補者言之夫人之好補則有無病而補者有有病而補者無病而補者誰與上而縉紳之流次而豪富之子有金玉以榮其身芻豢以悦其口寒則衣裘暑則臺榭動則車馬止則裀褥味則五辛飲則長夜醉飽之餘無所用心而惟致力於牀第以欲竭其精以耗散其真故年半百而衰也然則奈何以藥爲之補矣或咨諸庸醫或問諸游客庸醫以要用相求故所論者輕輕之則草木而已草木則蓯蓉牛膝巴戟兎絲之類游客以好名自高故所論者重重之則金石而已金石則丹

砂陽起硫黃之類吾不知此爲補也而補何臟乎以爲心補耶而心爲丁火其經則手少陰熱則瘡瘍之類生矣以爲肝補耶肝爲乙木其經則足厥陰熱則掉眩之類生矣脾爲巳土而經則太陰以熱補之則病腫滿肺爲辛金而經則太陰以熱補之則病憤鬱心不可補肝不可補脾不可補肺不可補莫非爲補腎乎人皆知腎爲癸水而不知經則子午君火焉補腎之火火得熱而益熾補腎之水水得熱而益涸既熾其火又涸其水上接于心之丁火火獨用事肝木不得制脾土肺金得以制肝木五臟之極傳而之六腑六腑之極遍而之三焦則百病交起萬疾俱生小不足言大則可懼不痓則中不中則暴瘖而死矣以

爲無病而補之者所得也且如有病而補之者誰歟上而仕宦豪富之家微而農商士庶之輩嘔而補吐而補痢而補瘧而補欬而補勞而補産而補嘔吐則和胃丸丁沉煎瀉痢則豈蔻丸御米殼散欬不五味則寧神散勞不桂附則山藥産不烏金則黑神吾不知此爲補果何意耶殊不知嘔得熱而愈酸吐得熱而愈暴瀉得熱而清濁不分痢得熱而休息繼至瘧得熱而進不能退欬得熱而濕不能除勞得熱而火益煩産得熱而血愈崩蓋如是而死者八九生者一二死者枉生者幸幸而一生憔悴之態人之所不堪醫見其寒甞用熱以補之矣君言其補則前所補者反病何如予請爲言補之法大抵有餘者損之不足

者補之是則補之義也陽有餘而陰不足則當損陽而補陰陰有餘而陽不足則當損陰而補陽熱則芒硝大黄損陽而補陰也寒則乾薑附子損陰而補陽也豈可以熱藥而云補乎哉而寒藥亦有補之義也經曰因其盛而减之因其衰而彰之此之謂也或曰形不足者温之以氣精不足者補之以味孰此温補二字便爲温補之法惟用温補之藥且温補二字特爲形精不足而設豈爲病不病而設哉雖曰温之止言其氣雖曰補之止言其味曷嘗言熱藥哉至於天之邪氣感則害人五臟實而不滿可下而已水穀之寒熱感則害人六腑滿而不實可吐而已地之濕氣感則害人皮肉筋脉邪從外入可汗而已然發表不

遠熱而無補之意人之所禀有强有弱强而病病而愈愈而後必能復其舊矣弱而病病而愈愈而後不必復其舊矣是以有保養之說然有是說熱藥亦安所用哉愼言語節飲食足矣以日用飲食言之則黍稷禾麥之餘食粳者有幾雞豚牛羊之餘食血者有幾桃杏李梅之餘食梨者有幾葱韭薤蒜之餘食葵者有幾其助則薑桂椒蒔其和則鹽油醯醬常而粥羹別而燋炒異而燒炙甚則以五辣生鮓爲薦酒之殽以薑醋羹羊爲按酒之饌大而富貴比此尤甚小而士庶亦得以享此吾不知何者爲寒何物爲冷而以熱藥爲補哉日用飲食之間已爲太過矣嘗聞人之所欲者生所惡者死今反忘其寒之生甘於熱之

死則柰何由其不明素問造化之理本草藥性之源一切委之於庸醫之手醫者曰寒凉之藥雖可去疾柰何腑臟不可使之久冷脾胃不可使之久寒保養則惟溫補之是宜斯言方説諸口已深信於心矣如金石之不可變山嶽之不可移以至於殺身而心無少悔嗚呼醫者之罪固不容誅而用之者亦當分受其責也病者之不悔不足怪也而家家若是何難見而難察耶人惟不學故耳亦有達者之論以素問爲規矩準繩以本草爲斤斧法則矣其藥則寒凉其劑則兩其丸則百人之聞者如享美饌而見蚯蚓惟恐去之不亟也何哉彼所見者丘垤及見談泰山則必駭不唾而遠則幸矣而敢冀其言之能從乎茲正之

之所以難立而邪之所以易行也吾實憂之且天下之不知過不在天下而已在醫流尚不知何責於天下哉噫春秋之法責賢不責愚所謂我輩者猶且棄道學之本源而拘言語之末節以文章自富以談辨自强坐而昂昂立而行行潤其步翼其手自以爲高人而出塵表以天下聰明莫已若也一旦疾之臨身瞶然無所知茫若摶風之不可捉迷若捕影之不可獲至於不得已則聽庸醫之裁制疾之愈則以爲得人不愈則以爲疾之旣極無可柰何委之於命而甘淪泉下矣嗚呼實與愚夫殆未相遠此吾所以言之喋喋也然而未敢必其聽之何如耳雖然吾之説非止言我輩共知欲醫流共知欲天下共知也我輩共

知醫流共知天下共知愜吾之意滿吾所望矣儒門事親

飲食箴

人身之貴父母遺體爲口傷身滔滔皆是人有此身饑渴洊興乃作飲食以遂其生睠彼昧者因縱口味五味之過疾病蜂起病之生也其幾甚微饞涎所牽忽而不思病之成也飲食俱廢貽憂父母醫禱百計山野貧賤淡薄是諳動作不衰此身亦安均氣同體我獨多病悔悟一萌塵開鏡淨曰節飲食易之象辭養小失大孟子所譏口能致病亦敗爾德守口如瓶服之無斁

色欲箴

維人之生與天地參坤道成女乾道成男配爲夫婦

生育攸寄血氣方剛維其時矣成之以禮接之以時父子之親其要在玆瞻彼昧者狥情縱欲惟恐不及濟以燥毒氣陽血陰人身之神陰平陽秘我體長春血氣幾何而不自惜我之所生翻爲我賊女之耽兮其欲實多閨房之肅門庭之和士之耽兮其家自廢旣喪厥德此身亦瘁遠彼帷薄放心乃收飲食甘美身安病瘳

茹淡論

或問內經謂精不足者補之以味又曰地食人以五味古者年五十食肉子今年邁七十矣盡却鹽醯豈中道乎何子之神茂而色澤也曰味有出於天賦者有成於人爲者天之所賦者若穀菽菜菓自然冲和

之味有食人補陰之功此内經所謂味也人之所爲者皆烹飪調和偏厚之味有致疾伐命之毒此吾子所疑之味也今鹽醯之却非眞茹淡者大麥與粟之醎粳米山藥之甘葱薤之辛之類皆味也子以爲淡乎安於冲和之味者心之收火之降也以偏厚之味爲安者欲之縱火之勝也何疑之有内經又曰陰之所生本在五味非天賦之味乎陰之五宫傷在五味非人爲之味乎聖人防民之具於是爲備凡人之饑則必食彼粳米甘而淡者土之德也物之屬陰而最補者也惟可與菜同進經以菜爲充者恐於饑時頓食或慮過多因致胃損故以菜助其充足取其疏通而易化此天地生物之仁也論語曰肉雖多不使勝

食氣傳曰賓主終日百拜而酒三行以避酒禍此聖人施教之意也蓋穀與肥鮮同進厚味得穀爲助其積之也久寧不助陰火而致毒乎故服食家在郤穀者則可不郤穀而服食未有不被其毒者内經謂久而增氣物化之常氣增而久夭之由也彼安於厚味者未之思爾或又問精不足者補之以味何不言氣補曰味陰也氣陽也補精以陰求其本也故補之以味若甘草白术地黄澤瀉五味子天門冬之類皆味之厚者也經曰虚者補之正此意也上文謂形不足者温之以氣夫爲勞倦所傷則氣虚故不足温者養也温存以養之使氣自充氣充則形完矣故言温不言補經言勞者温之正此意也彼爲局方者不知出

此凡諸虛損證悉以温熱佐輔補藥名之曰温補不能求經旨者也

房中補益論

或問千金方有房中補益法可用否予應之曰傳曰吉凶悔吝生乎動故人之疾病亦生於動其動之極也病而死矣人之有生心爲火居上腎爲水居下水能升而火能降一升一降無有窮已故生意存焉水之體靜火之體動動易而靜難聖人於此未嘗忘言也儒者立教曰正心收心養心皆所以防此火之動於妄也醫者立教曰恬淡虛無精神内守亦所以遏此火之動於妄也蓋相火藏於肝腎陰分君火不妄動相火惟有禀命守位而已焉有燔灼之虐燄飛走

之狂勢也哉易兑取象於少女兑説也遇少男艮爲咸咸無心之感也艮止也房中之法有艮止之義焉若艮而不止徒有戕賊何補益之有竊詳千金之意彼壯年貪縱者水之體非向日之靜也故著房中之法爲補益之助此可用於質壯心靜遇敵不動之人也苟無聖賢之心神仙之骨未易爲也女法水男法火水能制火一樂於與一樂於取此自然之理也若以房中爲補殺人多矣況中古以下風俗日媮資禀日薄説夢向癡難矣哉並餘論

東垣攝養法

忌浴當風汗當風須以手摩汗孔合方許見風必無中風中寒之疾

遇卒風暴寒衣服不能禦者則宜掙努周身之氣以當之氣弱不能禦者病

如衣薄而氣短則添衣於無風處居止如氣尚短則以沸湯一碗熏其口鼻即不短也

如衣厚而氣短則宜減衣摩汗孔令合於漫風處居止

如久居高屋或天寒陰濕所遏令氣短者亦如前法熏之

如居周密小室或大熱而處凉寒氣短者則出就風日凡氣短皆宜食滋味湯飲令胃調和

或大熱能食而渴喜寒飲當從權以飲之然不可耽嗜如冬寒喜熱物亦依時暫食

疲不安寢衾厚熱壅故也當急去之仍拭汗孔或薄而寒安卽加之睡自穩也饑而睡不安則宜少食飽而睡不安則宜少行坐

遇天氣變更風寒陰晦宜預避之大抵宜溫暖避風寒省言語少勞役爲上

省言箴

氣乃神之祖精乃氣之子氣者精神之根蒂也大矣哉積氣以成精積精以全神必清必淨御之以道可以爲天人矣有道者能之予何人哉切宜省言而已並脾胃論

節慾

仲長統曰王侯之宮美女兼千卿士之家侍妾數百

晝則以醇酒淋其骨髓夜則以房室輸其血氣耳聽淫聲目樂邪色讌內不出遊外不返王公得之於上豪傑馳之於下及至生產不時字育太早或童孺而擅氣或疾病而搆精精氣薄惡血脈不充既出胞臟養護無法又蒸之以綿纊爍之以五味胎傷孩病而脆未及堅剛復縱情慾重重相生病病相因國無良醫醫無審術姦佐其間過謬常有會有一疾莫能自免當今少百歲之人者豈非所習不純正也

治身如治國

抱朴子曰一人之身一國之象也胷腹之位猶宮室也四肢之列猶郊境也骨節之分猶百官也神猶君也血猶臣也氣猶民也知治身則能治國也夫愛其

民所以安其國惜其氣所以全其身民散則國亡氣竭則身死死者不可生也亡者不可存也是以至人消未起之患治未病之疾醫之於無事之前不追於既逝之後夫神難養而易危也氣難清而易濁也故能審威德所以保社稷割嗜慾所以固血氣然後真一存焉三一守焉百病却焉年壽延焉

脾胃病勿太忌

戴人常曰胃爲水穀之海不可虛怯虛怯則百邪皆入矣或思葷茹雖與病相反亦令少食圖引漿粥此權變之道也若專以淡粥責之則病人不悅而食減久則病增損命世俗誤人多矣儒門事親

東垣云雖立食禁法若可食之物一切禁之則胃氣

失養亦當從權食之以滋胃氣又肺之脾胃虛論云須薄滋味之食或美食助其藥力益升浮之氣而滋其胃氣慎不可淡食以損藥力而助邪氣之降沉可以小役形體使胃與藥得轉運升發慎勿大勞役使復傷胃氣蓋脾胃屬土得安靜尤佳若胃氣少强少食菓以助穀藥之力經云五穀爲養五菓爲助是也脾胃論

五臟食宜

肝色青宜食甘粳米牛肉棗葵皆甘　心色赤宜食酸犬肉麻李韭皆酸　肺色白宜食苦小麥羊肉杏薤皆苦　脾色黄宜食鹹大荳豕肉栗藿皆鹹　腎色黑宜食辛黄黍雞肉桃葱皆辛

藥毒攻邪五穀爲養五菓爲助五畜爲益五菜爲充氣味合而服之以補精益氣此五者有辛酸甘苦鹹各有所利或散或收或緩或急或堅或軟四時五臟病隨五味所宜也湯液本草

將護孕婦論

凡婦人妊娠之後以至臨月臟腑壅塞關節不利切不可多睡須待時時行步不宜食粘硬難化之物不可多飲酒不可亂服湯藥亦不可妄行鍼灸須寛神減思慮不得負重或登高涉險若偶然胎不安腰痛者須服安胎藥一二服得安即止周頲論曰生産雖然觸穢排比須要在先入月一日貼産圖并日遊胎殺所在并借地法於妊婦房内北壁上仍依位設牀

帳厚鋪茵褥周密使無孔竅夏月亦鋪厚薦用好酒單薄席紗帳以備之常令焚香潔淨備辦湯藥器物既覺欲産不得喧閙人力雜亂大小愴惶驚動産婦宜預擇年高歷練坐婆一人并穩當曾經慣婦人一兩人扶持不得揮霍恐産婦憂驚又忌閑雜外人并喪孝穢觸之人看視切不得驚動傷早若坐婆拙不能體候胎氣方轉動之際便爲欲生多端下手驚動傷早則横倒之憂從此而致也産寶方云妊娠欲産腹雖痛而腰不甚痛者未産也且令扶行熟忍如行不得則凭物扶立行得又行或衣漿先下然後作陣腹痛眼中如火生此是胎離腎經兒逼産門也即服催生藥一二服即扶上蓐草切不可坐草早務要産

婦用力存養調停亦令坐婆先詵諭之如覺心中煩悶可用白蜜一匙取新汲水調下或覺饑卽喫軟飯或粥少許亦須預備勿令饑渴恐産婦無力困乏也若不饑渴亦不須强食大凡生産自有時候不可强服催生滑胎等藥或因坐草早勢不獲已則服之若無事强服恐變生他疾又須戒之

産後將護法

論曰凡婦人生産畢直令飲童子小便一盞不得便卧且宜閉目而坐須臾方可扶上牀仰卧不得側卧宜竪膝未可伸足高倚牀頭厚鋪茵蓐遮圍四壁使無孔隙免被賊風兼時時令人以物從心擀至臍下使惡露不滯如此三日可止仍不可令多卧如卧多

看承之人宜頻喚醒舊說產婦分娩了三日方可上牀若三日上牀則必就地睡臥又豈可令產婦近地氣乎纔生產畢不得問是男是女且先研醋墨三分服之一法云不可服醋墨有傷肺經成咳嗽之戒誠過慮也然醋墨本破凝結之血亦不可用大釅之醋又不可太多即不至傷肺然所在皆同亦有不喫者更產後三日內令產婦嘗聞醋炭氣或燒乾漆煙若無乾漆以破舊漆器燒之以防血逆血迷血暈不省之患夏月宜於房門外燒磚以醋沃之置於房中夏月不須房中著大火及煮粥煎藥之類分娩之後須臾且食白粥一味不可令太飽頻少與之爲妙逐日漸增之煮粥時須是逐日煮得如法不用經宿者又不可令溫冷不調恐

留滯成疾仍時與童子小便一盞飲之亦須先備小便若遇夏月以薄荷養之新產後不問腹痛不痛有病無病以童子小便酒和半盞溫服五七服妙一臘七日也之後方可少進醇酒并些小鹽味一法纔產不得與酒緣酒引血迸入四肢兼產母臟腑方虛不禁酒力熱酒入腹必致昏悶七日後少進些酒不可多飲如未出月間欲酒喫或服藥者可用淨黑荳一升炒令烟出以無灰酒五升澆淋之仍入好羌活一兩洗淨拍破同浸尤妙當用此酒下藥或時時飲少許可以辟風邪養氣血下惡露行乳脈也如產婦素不善飲酒或夏月之間亦不須強飲一臘之後恐喫物無味可爛煑羊肉或雌雞汁畧用滋味作粥飲之或喫爛煑猪蹄肉忌母猪及白腳

猪肉不可過多今江浙間産婦多吃熟雞子以補益亦風俗也三月之後方可少食濕麪食麪早成腫疾凡喫物過多恐成積滯若未滿月不宜多語喜笑驚恐憂惶哭泣思慮恚怒强起離牀行動久坐或作鍼線用力工巧恣食生冷粘硬菓菜肥膩魚肉之物及不避風寒脫衣洗浴或冷水洗濯當時雖未覺大損滿月之後即成蓐勞手脚及腰腿痠重冷痛骨髓間颼颼如冷風吹雖有名醫亦不能療大都産婦將息須是滿百日方可平復大慎觸犯此多致身體强直如角弓反張名曰蓐風遂致不救又不得夜間獨處緣去血心虚恐有驚悸切宜謹之所有血衣洗濯不得於日中曬曝免致邪祟侵傷又不得濯足恐血氣攻下又不得刮舌傷心刷齒及就下

低頭皆成血逆血暈此產家謹護之常法也滿月之後尤忌任意飲食觸冒風寒恣意喜怒梳頭用力高聲作勞工巧房慾及上高厠便溺之類如此調節攝養至百晬始得血氣調和臟腑平復自然安貼設不依此即致產後餘疾矣小可虛羸失於將補便成大患終身悔而不及或有諸疾不論巨細後並有方藥醫療不得信庸醫妄投藥餌經云婦人非止臨產須憂產後大須將理慎不得恃身體和平縱心恣意無所不為若有觸傷便難整理犯時微若秋毫感動重如山嶽知命者可不謹之方並良

產孔集將護嬰兒方論

凡新生兒坐婆急以綿纏手指繳去兒口中惡物令

盡不可遲若嚥入腹中必生諸疾聖惠方謂之玉衡疾寶鑑方先斷兒臍帶可只留二寸許更看帶中如有小蟲急撥去之留之必生異病或以線繫扎定然後洗兒不然則濕氣入腹必作臍風之疾須是坐婆諳練收生手段輕疾方得其宜既綳褁了取生甘草一寸搥碎用水一合煎濃汁用綿纂子蘸令兒咂之當吐出惡物盡半合不妨令人止以濃煎黃連并甘草汁以綿纂子蘸令兒咂三日以來以退惡物大便下謂之臍屎此乃忌吐故也好辰砂一字以熱蜜調置兒口中吮之以去驚邪然後飼乳自此飼乳之後須依時量多寡與之勿令太飽恐成哯㖳久則吐㖳不可節也三朝洗兒可用虎頭骨桃枝豬膽金銀煎湯洗之則兒少驚尋常澡浴用豬膽汁化入湯即不生瘡疥每日頻就無風處看兒上腭并兩頰內有白泡

如膜起者速以指甲刮破更生更去之保童秘要謂之鵝口無即不須妄動更看舌下恐生重舌皆由兒在胎中母喫炙煿肥膩飲酒服熱藥所致保童秘效方自有藥治之三日烙臍帶或灸之外不可別加火艾恐成驚癇舊灸兒臍有二七壯者今以七壯爲中又天寒時兒用父母常着舊衣作衣服不可用新綿絹只用舊者若太温暖則令兒筋骨軟弱若天色和暖無風可令妳婆抱孩兒頻見風日則血壯氣剛肌體硬密堪耐風寒不致疾病又擇乳母須精神爽健情性和悅肌肉充肥無諸疾病知寒温之宜能調節乳食妳汁濃白則可以飼兒不得與妳母大段酸醎飲食仍忌纔衝寒或衝熱來便餧兒妳如此則必成妳癖或驚疳瀉利之疾切須忌之夜間不得令兒

枕臂須作一二荳袋令兒枕兼左右附之可近乳母之側蓋覆衣衾須露兒頭面一向仰卧恐成驚疾須時復回動之夏月須凉簟如夜間餧妳須妳母起身坐地抱兒餧之如陰陽交接之際切不可餧兒妳此正謂之交妳也必生癖或換易衣綳三月房中不可太暖妳母不可頻喫酒恐兒作痰嗽驚熱昏眩之疾至於變蒸次第妳乳所傷夜啼嘲熱之類自有專於小方脉者此畧見之若能調和妳食并看承愛護如法則別無疾病亦不須令兒常服湯藥此尤宜審也見楊氏嬰兒論巢氏病源嬰童寶鑑方程甫備要方

瘡病護忌法

大凡有瘡疽生皆如黍粟粒許大其狀至微人多不

以爲急此蘊大患宜速辨之不可自忽若能防之於未形理之於未成或朝覺而夕即求治於良醫則必無危困矣若因循慢忽詢於庸醫致令膿血結聚委之於命束手待斃不已去道遠乎以致筋骨敗遺穿通臟腑死者十有八九矣可不慎歟蓋患瘡疽之人托命庸醫任意措置危殆立至若用良醫則可保痊愈用醫之際不可不擇辨之何難若能飽讀經書久諳證候湯藥熟閑洞明色脉性情仁善孝義忠信臨事不惑處治有决方爲良醫委用勿疑然後要在病人自克不可恚怒悲憂叫呼忿恨驕恣情性信任口腹馳騁勞役惟宜清淨恬澹耐煩爲宜於患人左右止息煩雜切忌打觸器物諸惡音聲爭辨是非呪駡

鬪毆及產婦媼男體氣不潔帶酒腥羶雞犬乳兒孳畜禽獸並須遠離設或親友重意問疾者可以預囑徐行低聲款曲伺候禮畢躬退勿令嗟呀驚怪話舊引其遊賞宴樂遠別親戚牽惹情懷但恐病人心緒悽愴尤不可亂舉方藥徒論虛實惑亂患人疑滯不決秪合方便省問不可久坐多言勞倦病人深不長便夫侍患者宜須壽近中年情性沉厚勤謹耐煩仁慈智惠全在調以粥藥無失時節勿令於患人左右彈指嗟咨掩淚竊言感激病人甚不利便飲食之間忌慎非細不可不載畜中勿食驢馬駝騾猪狗牛羖羊等并雜魚龜鱉蝦蟹及淹浥臭陳自死病倒之類慎勿嘗啖飛禽之中忌食鵝鴨鴻鷹雀鶴鴛鴦鷺鷰

鳩鴿鴉雞雉及能學人言者慎勿食之野獸之中忌食獐鹿狐兎虎豹熊豺及爪牙害人有毒蟲獸并父母自巳本命生屬忌慎勿嘗啖菜蔬之中忌食黃瓜茄子蘭香芸臺胡荽生菜蓼芥菌㼌韭蒜葱薤慎勿食之果木之中忌食桃李棗栗李柰梨梅軟棗紅柿櫻桃胡桃榛松林檎及諸蟲蚛未熟之菓慎勿食之若其瘡疽膿潰腫消氣血虗弱則可食羊肉鶉鴿蔓菁醬薑瓜虀蘿蔔及黃白粱米細米稀粥軟飯若至肌肉漸生思想滋味則宜食白熟酥餅虀粥羨湯熟輭温和稀稠得中製造如法勿令太飽此時尤忌饅頭蒸餅餺飥餛飩肉角煎餅及炙煿燠煇煎炒醎酸油膩脂肥魚肉若至肌膚欲平惡肉去盡瘡口收斂

之際尚忌起立行步揖待賔客房酒宴會嗔怒沐浴登陟臺榭運動肢體寒暑勞倦正宜調節飲食保攝以待瘡瘢平復精神如故氣力完全方無所忌百日内慎勿觸犯之外科精義

服藥調養

許洪註局方總論云凡服湯欲得稍熱服之則易消下若冷則嘔吐不下若太熱則傷人咽喉湯必須澄清若濁則令人心悶不解中間相去如步行十里久卽再服若太促者前湯未消後湯來衝必當吐逆仍問病者腹中藥消散否乃更進服又云凡餌湯藥後其粥食菜肉皆須大熟大熟則易消與藥相宜若生則難消復損藥力仍須少食菜亦少進鹽醋亦不得

苦心用力及喜怒是以療病用藥藥力爲首若在食治將息得力大半於藥名醫雜説

飲食節生冷

善善録云唐柳公度年八十有強力人問其術對曰吾平生未嘗以脾胃熟生物暖冷物也後有論曰夫咀梨以解熱止消渴嚼甜瓜以敵暑通擁氣及飲藕汁以破産後之血悶皆有是病服是藥各有主對故不忌乎生冷難以例論也見上

古語云冬日則飲湯所以養陰夏日則飲水所以養陽是不絶生化之源奉養生之道也用之者適口而止無貪心焉柳公之説是言其常若夫藥病立對乃權宜而得中又安可以言其常哉

有病自須調理

歐陽文忠公與焦伯强書云凡疾病不欲滯鬱頗須消息有以散釋其效多於服藥至於藥物尤當商確乃盡其理尺牘

躭酒色爲兩斧伐孤樹

元武宗嘗御五花殿右丞相阿沙不化見帝容色日悴乃進曰八珍之味不知御萬金之身不知愛惟麴蘖是好。姬嬪是躭。是猶兩斧伐孤樹。未有不顛仆者。帝喜曰非卿孰爲朕言因命進酒又頓首曰臣方欲陛下節飲而反勸之是臣之言不信於陛下也臣不敢奉詔左右皆賀帝得直臣元史

麋茸補骨强精

霍亂古未內　呼之即愈也

陸佃云麋茸自生至堅無兩月之久大者乃重二十餘斤其堅如石計一夜須生數兩凡骨之頓成生長神速無甚於此雖草木至易生者亦無能及之此骨血之至强者所以能補骨血堅陽道强精髓也頭者諸陽之會衆陽之聚上鍾於角豈可與凡血爲比哉麋茸利補陽鹿茸利補陰（埤雅）

老人食鳩

周官羅氏中春聲鳩以養國老鳩性不噎食之且復助氣故也續禮儀志曰仲秋案戶校年老者授之以杖其端刻鳩形鳩者不噎之鳥也

書木瓜愈轉筋

陶隱居云如轉筋時但呼其名及書上作木瓜字輒

愈蓋梅望之而蠲渴楙書之而緩筋理有相感不可得而詳也並見上

薑解酒渴

太宗問蘇易簡食品何物最珍對曰物無定味適口者珍臣止知薑汁爲美臣憶一夕寒甚擁爐痛飲夜半吻燥中庭月明殘雪中覆一薑盎連咀數根此時自謂上界仙厨鸞脯鳳胎殆恐不及屢欲作冰壺先生傳紀其事因循未果也上笑而然之玉壺詩話

服松栢延年

漢成帝時獵者於終南山見一人無衣服身皆生黑毛跳坑越澗如飛乃密伺其所在合圍取得乃是一婦人問之言我是秦之宮人關東賊至秦王出降驚

走入山饑無所食洎欲餓死有一老公教我食松栢
葉實初時苦澁後稍便喫遂不覺饑冬不寒夏不熱
此女是秦人至成帝時二百餘載也抱朴子

帶訶梨勒消病

高仙芝使大食得訶梨勒長五寸初置抹肚中便覺
腹中痛因大利十餘行初謂訶梨勒爲祟殆欲棄之
後問大食長老云此物人帶一切病消利者出惡物
耳仙芝甚寶之天寶末被誅遂失所在廣異記

食人乳

陶隱居云張蒼常服人乳故年百歲餘肥白如瓠本草

人尿益壽

常見一老婦年餘八十貌似四十詢之有惡病人云

服人尿此婦服之四十餘年矣且老健無他病而衍義何謂性寒不宜多歟本草補遺

醫說續編卷第四

醫説續編卷第五

崑山　周恭　輯

食忌

秋不食薑宜夏食

經云秋不食薑令人瀉氣故夏月食薑不禁爲氣正王之時夏宜以汗散火令其汗出以越其熱故秋月禁之朱子語録中有戒秋食薑則夭人天年警之深也發明

醇酒宜冷飲論

醇酒之性大熱有大毒清香美味既適於口行氣和血亦宜於體由是飲者不自覺其過於多也不思肺屬金性畏火其體脆其位高爲氣之主腎之母木之

夫酒下咽膈肺先受之若是醇者理宜冷飲過於肺入於胃然後漸溫肺先得溫中之寒可以補氣一益也次得寒中之溫可以養胃二益也冷酒行遲傳化以漸不可恣飲三益也古人終日百拜不過三爵旣無酒病亦免酒禍今子稽之於禮經則曰飲齊視冬時飲齊酒也視猶比也冬時寒也參之內經則曰熱因寒用厥旨深矣今則不然不顧受傷只圖取快蓋熱飲有三樂存焉膈滯通快喉舌辛美盃行可多不知酒性喜升氣必隨之痰鬱於上溺澁於下肺受賊邪金體必燥恣飲寒涼其熱內鬱肺氣得熱必大傷耗其始也病淺或嘔吐或自汗或瘡痍或鼻齄或自泄或心脾痛尚可發散而去之若其久也爲病益深

爲消爲渴爲内疽爲肺痿爲内痔爲皷脹爲失明爲喘哮爲勞嗽爲癲癇種種難明之病儻非具眼未易處治可不謹乎或曰人言一盞冷酒須二盞血乃得行酒不可冷飲明矣余曰此齊東之語耳今叅之於經證之以理發之爲規戒子以爲迂耶餘論

五走

鹹走血血病毋多食鹹　苦走骨骨病毋多食苦

辛走氣氣病毋多食辛　酸走筋筋病毋多食酸

甘走肉肉病毋多食甘

夫五味入胃各歸所喜故酸先入肝苦先入心甘先入脾辛先入肺鹹先入腎久而增氣物化之常氣增而久夭之由也湯液本草

食蕨葉吐蛇

郗鑒鎭丹徒二月出獵有甲士折蕨一枝食之心中澹澹成疾後吐一小蛇懸屋前漸乾成蕨遂明此物不可生食之也搜神記

食麵必啖蘆菔

昔有婆羅門僧東來見食麵者云此大熱何以食之又見食中有蘆菔云賴有此以解其性自此相傳食麥麵必啖蘆菔又小說云人有中麥麵毒者夢紅裳娘子悲歌有一丸蘆菔火吾宮之句

食馬肝有毒

前漢轅固與黃生爭論于上前曰食肉毋食馬肝未爲不知味也註馬肝有毒食之殺人

鹿茸不可嗅

孟詵云鹿茸主益氣不可以鼻嗅其茸中有小白蟲視之不見入人鼻必爲蟲顙藥不及也

蟹解蟮毒

荀卿云蟹六跪而二螯非蛇蟮之穴不可寄託凡食蟮毒可食蟹解之鱔畏蟹蟹蟮類也類聚相解其效速於他餌

酒漿無影勿飲

酒漿照無影不可合乳飲之令人氣結凡酒忌諸甜物

蝦蟹異者毒

蟹足斑目赤不可食蝦無鬚及煑色白者不可食

論諸魚毒

諸魚有毒者魚目有睫殺人目得開合殺人逆腮殺人腦中白連珠殺人無腮殺人二目不同殺人連鱗者殺人白鬐殺人腹下丹字殺人魚師大者有毒食之殺人

論諸鳥毒

凡鳥自死目不閉者勿食鴨目白者殺人鳥三足四距殺人鳥六指不可食鳥死足不伸不可食白鳥玄首玄鳥白首不可食卵有八字不可食婦人姙娠食雀腦令子雀目凡鳥飛投人其口中必有物拔出放之吉也

論諸菓毒

桃杏雙仁有毒五月食未成核菓令人發癰癤及寒熱又秋夏菓落地爲惡蟲緣食之令人患九漏桃花食之令人患淋李仁不可和雞子食食之令人患内結不消並本草

服烏頭有毒

唐李寶臣爲妓人置堇音靳即烏頭也于液寶臣飲之即瘖三日死又唐武后置堇於食賀蘭氏食之暴死

按釋常談云下毒藥謂之置堇史記晉獻公後納驪姬爲后姬譖前太子申生于公曰妾夢申生之毋從公求食遂令申生往其陵祭之祭囘姬潛置堇於酒食中申生欲上公所祭酒食姬曰妾聞食從外來先須試公以酒酹地地墳以肉飼犬犬死

公怒遂殺申生

酒勿好飲

晉孔詳嗜酒王導戒曰卿不見酒家覆瓿布日月久糜爛耶荅曰公不見肉糟淹更堪久耶本傳

又

扁鵲云酒飲過常腐腸爛胃潰髓蒸筋傷神損壽有客訪周顗顗出美酒二石顗飲石二客飲八斗次明顗無所苦酒量慣也客已死矣觀之客脇穿腸出豈非量過而犯扁鵲之戒與

紫蘇湯

紫蘇湯令人朝暮飲之無益芳草致豪貴之疾此有一焉宋仁宗命翰林院定熟水奏曰紫蘇第一沉香

第二麥門冬第三以蘇能下胸膈浮氣殊不知久則泄人真氣令人不覺

茶説

東坡茶説除煩去膩世固不可無茶然暗中損人不少吾有一法常自脩之以濃茶漱口於食後煩膩既去而脾胃不知凡肉之在齒者得茶漱滌乃不覺脫去不煩挑剔也蓋齒性苦便緣此漸堅牢而齒蠹且日去矣

白蕈勿多食

白蕈生引疳解酒熟食益人然不可多食多食腹滿有云滿一千箇者死此物二更開花三更結子當是陰毒之物有人類食羅取白蕈以爲飯飽食次日皆

死

茨菰勿多食

茨菰大寒動宿冷氣腹脹滿小兒秋食之臍下痛孕婦不可食吳人常食患脚氣癱瘓損齒失顏色

甜瓜勿多食

甜瓜動痼疾多食陰下濕痒生瘡發虛熱破腹令人惙惙脚弱手無力少食則可不中暑多食未有不病貧下多食深秋下痢難治損陽故也患脚氣食此永不除五月甜瓜沉水者殺人多食發黃疸動氣解藥力雙蔕者殺人與油餅同食發病防州太守陳逢原避暑食瓜至秋忽發腰腿痛不能舉動遇商助教療之更生

糯米勿多食

稻米糯米也妊娠與雜肉食之不利其子生寸白久食身軟緩筋故也性寒壅經絡氣使人四肢不收昏悶多睡發風動氣可以少食

麥毒

麥占四時秋種夏收西北多霜雪麪無毒南方少雪有毒

蕎麥勿久食

蕎麥性寒難消久食動風頭眩和猪肉食入九次患熱風脫眉鬚

菜菔解荳腐毒

有人好食荳腐中毒不能治更醫至中途遇作腐人

家相爭因妻悞將菜菔湯置鍋中腐便不成醬得其説以菜菔湯下藥而愈（菜菔即蘿蔔也）

麵醬殺藥力

醬當是豆爲者今以麥麵爲者多殺藥力

食韭所忌

韭俗呼草鍾乳病人可食然多食昏神暗目酒後尤忌不可與蜜同食未出土爲韭黃不益人滯氣花動風過清明勿食不利病人心腹痼冷者加劇霜韭不可食動宿飲必吐水五月食之損人滋味乏氣力不可共牛肉食成瘕熱病後十日不可食發困葱亦不宜

葫勿久食

葫大蒜也久食傷肝損目弱陽煑以合青魚鮓發黃作虀啖鱠伐命惟生食不中煑暑毒爛嚼下咽即知仍禁冷水四月八月食之傷神損膽氣喘悸氣急腹内生瘡腸腫成疝瘕多食葫行房傷肝面無光北方人稟厚食慣病少

蓴菜所忌

蓴菜性滑多食發痔引疫氣上有水銀故也七月蠟蟲着上令霍亂勿食之

黃瓜所忌

黃瓜本名胡瓜不益人患脚氣虚腫者毒永不除

菌忌

菌地生爲菌木生爲檽爲木耳爲蕈新蕈有毛者下

無紋者夜有光者煮不熟者欲爛無蟲者煮訖照人無影者春夏有惡蟲毒蛇經過者皆殺人誤食毒菌往往笑不止而死者惟掘地爲坎投水攪取清者飲之

鸂鶒減藥力

鸂鶒雖益人病者食之多減藥力

鹿肉減藥力

壺居士云餌藥人食鹿肉必不得力以其食解毒之草能散藥力也

獸肉所忌

肉汁在密器氣不泄者禽畜肝青者獸赤足者有歧尾者煮熟不斂水者煮而不熟者生而斂水者野獸

自死北首伏地者祭肉無故自動者禽獸自死無傷處者犬懸蹄及肉中有星如米者羊脯三月以後有蟲如馬尾者米甕中肉脯久藏者皆殺人肉及肝落地不粘塵者不可食（已上並參贊）

服藥忌魚雞

諸魚性無一息之停食之能動火火病服藥忌之雞屬巽助肝火肝火病服藥忌之

雜記

病愈後犯禁而死

孟大亨病腫既平當節食及鹽血房室等不慎病再作適張戴人歸家無救之者乃死

鄖城董德固病勞嗽戴人曰愈後當戒房事其病愈

恃其安觸禁而死死後妻生一子正當病瘥之日也
董初堅諱至是乃彰

一宦家小兒病痢自堰頭車載至朱葛寺入門而死
戴人曰有病遠行不可車載馬馱病已擾矣又以車
馬動摇之是爲重擾甚則死矣

陽夏韓氏爲犬所嚙大痛不可忍偏燥痒自莊頭載
至家二十里一夕而死時人皆不知車之悞也戴人
常曰傷寒後忌葷肉房室作勞水腫後禁房及油鹽
滋味等三年滑泄後忌油膩此三者決不可不禁也
戴人又曰病久痞閉忽得涌泄氣血冲和心腎交媾
陽事必舉尤切戒房室元氣新至犯之則病再作恐
罪於涌泄

高技常孤

張戴人常曰人言我不接衆工戴人曰余豈不欲接人但道不同不相爲謀醫之善惟素問一經爲祖有平生不識其面者有看其文不知其義者此等雖日相親欲何説止不過求一二藥方而已大凡藥方前人所以立法病有百變豈可執方設於富貴之家病者數工同治戴人必不能從衆工衆工亦不能從戴人以此常孤唯書生高士推者往來日不離門戴人又曰我之術止可以告書生不能授醫者忽有老書生曰我是書生豈不知書書生固多能可以易慢乎戴人聞之曰彼未嘗見予治病故有是言若親見予治病數十人自反思矣凡識我者皆望風取信於群

醫之口孔子曰浸潤之譖膚受之愬不行焉可謂明也已矣

病人負德愈後吝財

南鄉刀鑷工衛氏病風半身無汗已再中矣戴人以三法療之尋愈恐予求報乃紿曰余夜夢一長髯人針余左耳故愈巫者武媼年四十病勞三年羸瘦不足觀諸醫技絕適五六月間求治願奉白金五兩戴人治之五六日而安止答白金三兩乃曰一道士授我一符焚而吞之乃痊如此等人不可勝計若病再作何以求治至有耻前言而不敢復求治療而殺其軀者此所以世之庸工當正病時以犀珠龍麝丁沉木乳乘其急乃取之然君子博愛賢愚亦不當效若

葷也（並儒門事親）

福醫治病

羅謙甫云丙辰秋楚丘縣賈君次子二十七歲病四肢困倦躁熱自汗氣短飲食減少咳嗽痰涎胷膈不利大便閉形容羸削一歲間更數醫不愈或曰明醫不如福醫某處某醫雖不精方書不明脉候看證極多治無不效人目之曰福醫諺曰饒你讀得王叔和不如我見過病證多頗有可信試命治之醫至診其脉曰此病予飽諳矣治之必效於肺俞各灸三七壯以蠲飲枳實丸消痰導滯不數服大便溏泄無度加腹痛食不進愈添困篤其子謂父曰病久瘦弱不任其藥病劇遂卒冬予從軍回其父以告予予曰內經

云形氣不足病氣不足此陰陽俱不足瀉之則重不足此陰陽俱竭血氣皆盡五藏空虛筋骨髓枯老者絕滅壯者不復矣故曰不足此其理也令嗣久病羸瘦乃形不足氣短促乃氣不足病潮作時嗜臥四肢困倦懶言語乃氣血皆不足也補之惟恐不及反以小毒之劑瀉之虛之愈虛損之又損不死何待賈君嘆息而去予感其事略陳其理夫高醫愈疾先審歲時太過不及之運察人之血食布衣勇怯之殊病有淺深在經在藏之別藥有君臣佐使大小奇偶之制治有緩急因用引用返正之則孫真人云凡爲太醫必須諳甲乙素問黃帝鍼經明堂流注十二經三部九候五藏六府表裏孔穴本草藥對仲景叔和諸部

經方又須妙解五行陰陽精熟周易如此方可爲太醫不爾則猶無目夜游動致顛殞正五音者必取師曠之律呂而後五音得以正爲方圓者必取公輸之規矩而後方圓得以成五音方圓特末技耳尚取精於其事者況醫者人之司命列於四科非五音方圓之比不精於醫不通於脈不觀諸經本草倖以命通運達而號爲福醫病家遂委命於庸人之手豈不痛哉噫醫者之福福於渠者也渠之福安能消病者之患焉世人不明此理而委命於福醫至於傷生喪命終不能悟此惑之甚者也悲夫寶鑑

醫人病人之失

病人有既不洞曉醫藥復自行臆度如此則九死一

生或醫人未識其病或以財勢所迫占奪強治如此之輩醫家病家不可不察也要在聰明賢達之士主之則病無不濟醫無不功世間如此之事甚多故須一一該舉以隄或然衍義

大病不守禁忌

予族叔形色俱實病瘧又患痢自恃強健能食絕無忌憚一日召予曰我雖病却健而能食但苦汗出耳汝能止此汗否予曰痎瘧非汗出不能愈也可慮者正在健與能食耳此非痢也胃熱善消脾病不化食積與病勢已甚矣此時節撙飲食以養胃氣省出入以避風寒候汗透而安叔曰世俗謂無飽死痢我今能食何謂可慮予曰痢而能食知胃氣未病也故

言不死非謂恣食不節擇者叔不從所言恣口大嚼遇渴又多啖水菓如此者月餘後雖欲求治不可着手矣淹淹月餘而死餘論

醫之通塞

夫醫之切脉指下能知生死者非天受其性則因積學而致然始或著能末而寡效論者以始之能命通也末之繆數窮也[illegible]曰不然其初屢中喜於積財記憶未衰診理方銳及其久也筋力已疲志怠心勞獲效遂鮮則始能末繆於斯見矣若以數之通塞豈曰知理哉唐祭酒李涪

求醫問藥價

王氏子病癩求周子固治療王問藥直幾何子固怒

曰吾愈人疾未嘗覬其利汝富家翁必欲以利酬我不過移汝禱禳一朝之費耳豈可面計重輕待我若市人哉帛幣交於前悉謝罷無所受吳遊集

不計酬醫

王彦伯醫聲既著列三四竈煮藥於庭老幼塞門來請彦伯曰熱者飲此寒者飲此風者氣者各飲此未嘗計其酬謝也寶鑑序

祕方不傳

羅宗之云嘗觀趙德麟侯鯖録有人得癰疽方甚奇寶而不傳後爲虎所食非天譴歟活幼心書

戒毀同道

鄭端友曰醫門一業慈愛爲先常存救治之心方集

古賢之行近世醫者診察諸疾未言理療訾毀前醫不量病有淺深效有遲速脉有陰陽虛實翕合轉移初無定論惟務妬賢嫉能利已害人驚誑病家意圖厚賂尤見不仁之心甚矣昔神宗時錢仲陽爲醫有聲皇子儀國公病瘈瘲國醫莫能治長公主朝因言錢乙起草野有異能立召入進黃土湯而愈神宗褒諭問黃土何以愈斯疾狀乙對曰以土勝水木得其平則風自止且諸醫所治垂愈小臣適當其期上悅其對擢太醫丞賜紫衣金魚一旦超然衆醫之表豈不貴哉學者能以仲陽之心爲心則善矣

爲醫先去貪嗔

人有恒心踐履端謹始可與言醫道矣凡有請召不

以晝夜寒暑遠近親疎富貴貧賤聞命即赴視彼之疾舉切吾身藥必用真財無過望推誠拯救勿憚其勞冥冥之中自有神佑如臨汝張彥明爲醫未嘗以錢爲較應有求藥期於必效一日城中火災周廻爇盡煙燄中獨存其居後且子孫榮貴以此見天道有陰扶顯助之靈誠爲可敬並見上

長者之醫

栁立夫者名森當塗人也賣藥黃池上里中子或求立夫癒疾弗爲報立夫嘗爲稱貸於富人又弗償也會復得疾乃不敢致立夫而更迎他醫他醫以藥溫之病加劇不得已始召立夫立夫診之曰病得之勞而伏暑奈何以剛劑燥之方冬沍寒而立夫言如此

他醫素害其技乃謂病家彼固有嗛於君不可信病家將謝罷立夫已而念立夫素長者卒聽不疑竟如其言而效乃奉幣物重報立夫立夫輒駡曰公市人也何復以市人處我趣歸而逋無用是汚我也里中子乃大慙悔盡償所貸錢由是鄉人皆慕化里中行有不可者惟懼立夫知之也立夫後以高壽終所著有診脉圖可用方今江淮間類多襲用其書（黃晉卿文集）

醫人賣毒藥

太祖高皇帝御製大誥有曰醫人王允堅賣藥爲生錦衣衛監犯厨子王宗自知罪不可逃慮恐刄加于頸令家人買毒藥王允堅即時賣與隱飯中入外監門力士楊貴受財放入內監門力士郭觀保驗出外

監者慌忙反說內監者易其藥朕詢之郭觀保曰彼往賣藥王允堅家買者朕令王允堅拿至乃黑藥一丸因授與王允堅自吞服之久毒不作朕知易藥矣謂允堅曰前賣此藥何顏色允堅曰紅丸曰幾枚對曰三枚噫毒本三丸色赤令止一丸色且黑何也於是急遣人取至果赤色隨令王允堅吞服本人持藥在手顏色爲之變其態憂驚猶豫未吞脅之乃服既服後隨謂之曰此藥以何料成曰砒霜巴豆飯粘爲丸硃砂爲衣曰服後何時人喪曰半晝語既允堅淚墮朕謂曰爾所以凄凉者畏死如此乎眷戀妻子如此乎曰一子見軍一子在外故悲焉嗚呼其王允堅初賣毒藥毒人及其自服也藥方入腹眷戀之情畏

死之狀一時發見嗚呼愚哉至此而若此亦何濟哉然終不以此藥致本人之死何故若督令服此藥而死是藥之也解而後刑之法也隨問允堅此毒還可解乎曰可何物可曰涼水生荳汁熟豆湯可朕謂曰此解不速餘何速解曰糞清插涼水糞清用多少曰一雞子於是遣人取至候毒作方與解之少頃允堅身不自寧手搔上下摩腹四顧張皇朕謂曰毒何爾患曰五藏不寧心熱氣升曰此毒身死傷何經絡允堅對曰五藏先壞命絕矣身墨黑謂曰幾時可解何時不解曰三時候不解朕見毒作令人與之解本人痛利數番其毒潔然人復如初明日梟令以正其罪

嗚呼昔者古人制藥惟積陰隲以生人今之貨藥者

惟務生理不施陰隲少有逆其意者沽名恐詐者有之即時毒害者有之圖利而賣與人傷生者有之噫如此不才者犯法遭刑而殺身亡家者非止一人而巳京市貨藥者往往不戒蹈襲前非將奈之何此誥一出所在貨藥之人聽朕言者推巳以及人永爲多福不然此刑此犯有不可逃者三編

癘風門

大風有上下之分

丹溪曰大風病是受得天地間殺伐之氣古人謂之厲風者以其酷烈暴悍可畏耳人得之者須分在上在下夫在上者以醉仙散取涎血於齒縫中出在下者以通天再造散取惡物陳蟲於穀道中出所出雖

有上下道路之異然皆不外乎陽明一經治此病者
湏知此意看其疙瘩與瘖上先見者上體多者在上
也下先見者下體多者在下也上下同得者在上復
在下也陽明經胃與大腸無物不受此風之入人也
氣受之則在上多血受之則在下多血氣俱受之者
則上下俱多甚重也自非醫者神手病者鐵心罕有
免此夫從上從下以漸而來者皆是可治之病人見
其病勢之緩故多忽之雖按此法施治病已全然脫
體若不能絶味絶色皆不免再發再發則終於不救
矣某曾治五人中間惟一婦人以其貧且寡而無物
可喫遂不再發得保終全餘四人三四年後皆再發
昔孫真人云吾嘗治四五百人終無一人免於死非

孫真人不能治也蓋無一人能守禁忌耳此婦人本病外又服千餘貼加減四物湯半年已上方得月經行十分安愈治法

癩病吐臭涎

陽夏張主簿病癩十餘年眉鬚皆落皮膚皴澁如樹皮戴人斷之曰足有汗者可治當大發汗其汗出當臭其涎當腥乃置燠室中徧塞風隙以三聖散吐之汗出周身如臥水中其汗果粘臭不可聞痰皆腥如魚涎兩足心微有汗次以舟車丸濬川散大下五七行如此數次乃愈儒門事親

癘風刺法

戊寅歲正月段庫使病大風滿面連頸極痒眉毛已

脱落須以熱湯沃之則稍緩晝夜數次沃之或砭刺亦緩先師曰脉風者癘風也榮衛熱胕其氣不清故使鼻柱壞皮膚色敗大風者風寒客於脉而不去治之者當刺其腫上以鋭鍼針其處按出其惡氣腫盡乃止常食方食勿食他食宜以補氣瀉榮湯治之寶鑑

醉酒接内病癘風

東皇寺僧述無作族姓孫氏一女子病癘風爲夫所出家貧不能致醫無作過呂元膺約曰吾女姪病可念早昇致就君診顧僧舍不宜能速爲我治療乎元膺曰諾他日匿患者於密室召元膺診其脉元膺曰脉來疾而去遲上虚而下實蓋得之醉酒接内而風毒乘之今雖髮禿眉墜然鼻根幸未陷肌肉幸未死

遂以防風通聖而益之以下藥下瘀血數升及蟲穢青黑物并進蘄蛇長松等湯丸復佐以雄黃楓油作膏摩之逾月瘥 九靈山房集

癘風

趙以德云常熟徐彥本其家二世病癘風死者三人至彥本面浮油光微腫色變眉脫痒其父季明遣來就醫余與醉仙散出涎水半面盆愈治松江一人面腫色變黑燥痒眉鬚脫落手足皮燥厚白身痛痒無全膚又三人亦然四肘痒入骨髓爬至血出稍止復作晝夜不得眠與二藥皆愈一婦人病兩足脛瘡潰眉落服再造散愈因年少不能斷欲忌口一年後復發其四人不復發者非能調攝蓋由病得之未深鼻

枉未壞瘡未潰故耳

諸風門

論中風大法用藥例

丹溪曰中風大率主血虚有痰以治痰爲先次養血行血或作血虚挾火與濕内經曰邪之所湊其氣必虚張仲景以爲外邪之感劉河間以爲内傷熱病許學士謂氣者亦有七情所傷若果外中即東垣中血脉中府中藏之理觀之甚好四肢不舉亦有與痿相類者常細分之半身不遂大率多痰在左屬死血以四物湯等加桃仁紅花竹瀝姜汁在右屬痰兼有熱氣虚以二陳湯合四君子湯加竹瀝姜汁遺尿者屬氣虚當以參芪補之痰壅盛口眼喎斜不能言語者

皆當用吐亦有虛而不可吐者若痰氣實能食用荆瀝氣虛少食用竹瀝此二味能去痰開經絡行血氣入四物等湯中必少加姜汁助之肥白人多濕痰用附子烏頭行經初昏倒時掐人中至醒然後用去痰藥二陳四君子四物等湯加減用之瘦人陰虛火熱四物湯加牛膝竹瀝黄芩黄栢有痰加痰藥産後中風切不可作風治而用小續命湯必須大補氣血然後治痰當以左右手脉分其氣血多少治之又云瀉心火。則肺金清而肝木不實。故脾土不受傷。補腎水。則心火降肺不受熱。脾肺安則陽明實。陽明實則宗筋潤。能束骨而利機關。大抵脉浮而數或浮而緊緩而遲皆風脉也遲浮可治大數而急者死

論西北有中風驗

予甞居涼州即漢之武威郡也其地高阜四時多風少雨土藝麥粟引泉灌溉天氣常寒人之氣實腠密每見中風或暴死者有之蓋折風燥烈之甚也時洪武乙亥秋八月大風起自西北時甘州城外路死者數人予亦始悟經謂西北之折風傷人至病暴死之旨不誣丹溪亦甞論之信有本也人蓋不經其所雖審經意莫不有疑者也吁醫之不明運氣造化地理病機之微而欲行通變之法者難矣哉玉機微義

岐伯灸中風

黃帝問岐伯曰中風半身不遂如何灸荅曰凡人未中風一兩月前或三五月前非時足脛上忽酸重頑

痺此将中風之候急灸三里絕骨四處三壯後用薄荷葱桃柳葉煎湯淋洗驅逐風氣於瘡口中出灸瘡春較秋灸秋較春灸常令兩脚有瘡爲妙凡人不信此法飲食不節酒色過度忽中此風言語蹇澁半身不遂宜七處齊下火各三壯風在左灸右在右灸左百會耳前髮際肩井風市三里絕骨曲池七穴神效不能具録依法灸之無有不愈

中風灸臍中

徐平風中不省得桃源主簿爲灸臍中百壯即神闕穴多灸良凡灸先以鹽實之始蘇更數月乃不起鄭糾云有一親表中風醫者爲灸五百壯而蘇後年餘八十向使徐平灸三五百壯安知其不永年耶

中風灸之爲先

范子默自壬午五月間口眼喎斜灸聽會等三穴即正右手足麻無力灸百會髮際等七穴愈次年八月間氣塞涎上不能語金虎丹膩粉服至四丸半氣不通涎不下藥從鼻中出魂魄飛揚如墜江湖中頃欲絕灸百會風池等左右頰車共十二穴氣遂通吐涎幾一椀許繼又下十餘行伏枕半月餘遂平爾後又覺意思少異於常心中憒亂即便灸百會風池等穴立效　本事方云十二穴謂聽會頰車地倉百會肩髃曲池風市足三里絕骨髮際大椎風池也用之立效

中風人多心腹大熱

鄉里有人忽覺心腹中熱甚急投藥鋪說其狀鋪家以爲此中風之候與治風藥而風不作予中心藏之至夷陵見一太守夏中忽患熱甚不免以水洒地設簟臥其上令人扇之次日忽中風數日而殂人皆咎其臥水簟上而用扇也暨到澧陽見一老婦人夏中亦患熱夜出臥廳上次日中風偶其子預合得小續命湯服更召醫調理數日愈始知人之中風心腹中多大熱而後作小續命湯不可不服也並資生經

牛旁根療中風

岳鄂鄭中丞頃年至潁陽因食一頓熱肉便中暴風外甥盧氏爲潁陽尉有此方當時便服得汗隨差神效其方用緊細牛旁根取時須避風以竹刀或荊刀

刮去土用生布拭淨搗絞取汁一大升和灼熱好蜜四大合溫分爲兩服每服相去五六里初服得汗汗出便差本草

瘡後中風

有男子年六十一脚腫生瘡忽食猪肉不安醫以藥利之稍愈時出外中風汗出後頭面暴腫起紫黑色多睡耳輪上有浮泡小瘡黄汁出乃與小續命湯加羌活一倍服之遂愈

治中風活法

新武義唐丞季潤名濯云切記風中人不可便服風藥氣中人不可便服氣藥或覺有此證候急用真好麝香肉三錢乳鉢內研令極細以真清麻油不拘多

少調令稀薄可飲爲度即令患人一服頓盡須薺菜子油不可用藥少即見效遲如牙關緊擘開灌入候少甦省然後服紫湯其方用川獨活刷洗去沙土薄片切以豆淋酒煎濃汁服之累服至一二觔無害服此二藥永無手足偏廢語言蹇澁之患後見得是中風只服小續命湯之類見得是中氣只須服勻氣散自然無事也渠作漢東教官得之太守張少卿云屢試有效季潤亦以治數人矣云麻油麝香煎五積散是齋方

口眼喎邪不同治

子和曰昔過潁一長吏病口眼喎斜命予療之目之斜灸以承泣口之喎灸以地倉俱效苟不效者當灸

人迎夫氣虛風入而爲偏上不得出下不得泄真氣爲風邪所陷故宜灸內經曰陷下則灸之正此謂也嘗過東杞一夫亦患此予脉其兩手急數如弦之張甚力而實其人齒壯氣充與長吏不同蓋風火交勝予調承氣湯六兩以水四升煎作三升分四服令稍熱啜之前後約瀉四五十行去一兩盆次以苦劑投之解毒數服以升降水火不旬日而愈脉訣云熱則生風若此者不可純歸其病於窓隙之間而得亦風火素盛而然也蓋火勝則制金金衰則木茂木茂則風生若東杞之人止可流濕潤燥大下之後使加飡過鬱爲大疾靈樞雖有馬膏桂酒雙塗之法此但治其外耳非治其內也儒門事親

半身不遂

北京按察書吏李仲寬年踰五旬至元己巳春患風證半身不遂四肢麻痺言語蹇澀精神昏憒一友處一法用大黄半斤黑豆三升水一斗同煮豆熟去大黄新汲水淘淨黑豆每日服二三合則風熱自去服之過半又一友云通聖散四物湯黄連解毒湯相合服之其效尤速服月餘精神愈困又增瘖瘂不能言氣冷手足寒命予診視細詢前由盡得其説予診之六脈如蛛絲細予謂之曰夫病有表裏虛實寒熱不等。藥有君臣佐使大小奇偶之制。君所服藥無考憑。故病愈甚。今爲不救。君自取耳。未幾而死有曹通甫外郎妻蕭氏六旬有餘孤寒無依春月忽患風疾半身不遂語言蹇澀精神昏憒口眼喎斜與李仲寬證同予刺十二經井穴接其經絡不通又灸肩井曲池詳病時月處藥服之減半予曰不須服藥病將自愈明年春張子敬郎中家見其行步如故予嘆曰夫人病得全者不亂服藥之力由此論之李仲寬亂服藥終身不救蕭氏貧困恬澹自如獲安内經曰用藥無據反為氣賊聖人戒之一日姚雪齋舉許先生魯齋之言曰富貴人有二事反不如貧賤人有過惡不能匡救有病不能醫療噫其李氏之謂歟

風中血脉即口眼喎斜

太尉忠武史公天澤年六十八歲於至元戊辰十月初侍國師於聖安寺丈室中煤炭火一爐在左側邊遂

覺面熱左頰微有汗師及左右諸人皆出因左頰疎緩被風寒客之右頰急口喎於右脉得浮緊按之洪緩予舉醫學提舉忽君吉甫專鍼灸先於左頰上灸地倉穴一七壯次灸頰車穴二七壯後於右頰上熱手熨之議以升麻湯加防風秦艽白芷桂枝發散風寒數服而愈或曰世醫多以續命湯等藥治之今君用升麻湯加四味其理安在對曰足陽明起于鼻交頞中循鼻外上入齒中手陽明經亦貫於下齒中況兩頰皆屬陽明升麻湯乃陽明經藥香白芷又行陽明之經秦艽治口噤防風散風邪桂枝實表而固榮衛使邪不能再傷此其理也夫病有標本經絡之别藥有氣味厚薄之殊察病之源用藥之宜其效如桴

皷之應不明經絡所過不知藥性所主徒執一方不惟無益而又害之者多矣學者宜精思之

風中府兼中藏

順德府張安撫字耘夫年六十一歲於己未閏十一月初患風證半身不遂語言蹇澀心神昏憒煩躁自汗表虛惡風如灑冰雪口不知味鼻不聞香臭聞木音則驚怖小便頻多大便結燥若用大黄之類下之却便飲食減少不敢用不然則滿悶晝夜不得瞑目而寐最苦於此約有三月餘凡三易醫病全不減至庚申年三月初七日又因風邪加之痰嗽嗌乾燥疼痛不利唾多中脘氣痞似噎予思内經有云風寒傷形憂恐忿怒傷氣氣傷藏乃病藏病形乃應又云人

之氣以天地之疾風名之此風氣下陷入陰中不能生發上行則爲病矣又云形樂志苦病生於脉神先病也邪風加之邪入於經動無常處前證互相出見治病必求其本邪氣乃服論時月則宜升陽補脾胃瀉風木論病則宜實表裏養胃氣瀉肝木潤燥益元氣慎喜怒是治其本也宜以加減冲和湯治之如自汗加黄芪半錢嗽加五味子二拾粒晝夜不得睡乃因心事煩擾心火内動上乘陽分衛氣不得交入陰分故使然也以硃砂安神丸服之由是晝亦得睡十日後安撫曰不得睡三月有餘今困睡不已莫非他病否余曰不然衛氣者晝則行陽二十五度夜則行陰亦二十五度此衛氣交入陰分循其天度故安撫

得睡也何病之有焉止則眼白睛紅隱澀難開宜以當歸連翹湯洗之十三日後至日晡微有悶亂不安於前冲和湯中又加柴胡三分以升少陽之氣飲三服至十五日全得安臥減自汗惡寒躁熱胸膈痞悶元少便多服藥之後小便減少大便一二日一行鼻聞香臭口知味飲食如常脉微絃而柔和按之微有力止則咽中妨悶會厭後腫舌赤早辰語言快利午後微澁宜以玄參升麻湯治之稍熱噙漱時時嚥之前證良愈止則牙齒無力不能嚼物宜用牢牙散治之安撫初病時右肩臂膊痛無主持不得舉動多汗出肌肉瘦不能正臥臥則痛甚經曰汗出恒沮使人偏枯于思內經云虛與實隣決而通之又曰留瘦不

移節而刺之使經絡通和血氣乃復又言陷下者灸之爲陽氣下陷入陰中肩膊時痛不能運動以火導之火引而上補之溫之已上證皆宜灸刺乃先刺一二經之井穴於四月十二日右肩臂上肩井穴内先鍼後灸二七壯及至瘡發於枯瘦處漸添肌肉汗出少肩臂微有力至五月初八日再灸肩井次於尺澤穴各灸二十八壯引氣下行與正氣相接次日臂膊又添氣力自能摇動矣時值仲夏暑熱漸盛以清肺飲子補肺氣養脾胃定心氣汗多者加黄芪五分後以潤腸丸治胸膈痞悶大便澁滯初六日得處暑節尤未退宜微收實皮毛益衛氣秋以胃氣爲本以益氣調榮湯主之本藥中加時藥使邪氣不能傷也藥方

見本書下倣此猶有暑氣未退故加之安肺氣得秋分節不用忌食辛熱之物以其反助暑氣秋氣不能收故正氣得復而安矣

半身麻木方

張文叔傳木香丸續命丹二方戊辰春中書左丞張仲謙患半身不遂麻木太醫劉子益與服之汗大出一服而愈故録之

中藏治驗

真定府臨濟寺趙僧判於至元庚辰八月間患中風半身不遂精神昏憒面紅頰赤耳聾鼻塞語言不出診其兩手六脉弦數嘗記潔古有云中藏者多滯九竅中府者多著四肢今語言不出耳聾鼻塞精神昏

慣是中藏也此藏府俱受病邪先以三化湯一兩內踈三兩行散其壅滯使清氣上升充實四肢次與至寶丹加龍骨南星安心定志養神使各藏之氣上升通利九竅五日音聲出語言稍利後隨四時脉證加減用藥不旬日即稍能行步日以繩絡其病脚如履閾或高處得人扶之方可踰也又刺十二經之井穴以接經絡翌日不用繩絡能行步百日大勢皆去戒之慎言語節飲食一年方愈

時不可違 半身麻木

中書左丞張仲謙年五十三歲至元戊辰春正月在大都患風證半身麻木一醫欲汗之未決可否命予決之予曰治風當通因通用汗之可也然此地此時

雖交春令寒氣猶存汗之則虛其表必有惡風寒之證仲謙欲速差遂汗之身體輕快後數日再來邀予視之曰果如君言官事繁劇不敢出門當如之何予曰仲景云大法夏宜汗陽氣在外故也今時陽氣尚弱初出於地汗之則使氣亟奪衛氣失守不能肥實腠理表上無陽見風必大惡矣內經曰陽氣者衛外而爲固也又曰陽氣者若天與日失其所則折壽而不彰當汗之時猶有過汗之戒況不當汗而汗者乎遂以黃芪建中湯加白朮服之使滋養脾胃生發榮衛之氣又以溫粉撲其皮膚待春氣盛表氣漸實即愈矣內經曰化不可伐時不可違此之謂也並寶鑑

肥人中風

丹溪曰一肥人中風口喎手足麻木左右俱廢作痰治用瓜蔞仁貝毋南星半夏陳皮白术黄芩黄連黄栢羌活防風荊芥威靈仙薄荷桂枝甘草天花粉多食麵加白附子竹瀝姜汁并酒一匙行經用

右癱口喎

一肥人憂思氣鬱右手癱口喎與補中益氣湯有痰加半夏竹瀝姜汁煎服

如厠卒中

浦江鄭君年近六十奉養膏粱仲夏久患滯下而又犯房勞忽一日如厠兩手舒撒兩目開而無光尿自出汗如雨喉如鋸呼吸甚微其脉大而無倫次部位可畏之甚此陰先虧而陽暴絕也急令煎人參膏且

與灸氣海穴艾壯如小指至十八壯右手能動又三壯脣微動所煎人参膏亦成遂與一盞至半夜後盡三盞眼能動盡二觔方能言而索粥盡五觔而利止十数觔而安並治法

瘖病爲風中廉泉所致

延慶寺僧珂瑩中病呂元膺診其脉獨右關浮滑餘部皆無恙曰右關屬脾絡胃挾舌本風中廉泉得之醉臥當風而成瘖珂舞手索筆書几上曰酒吾先佛所戒自祝髮來未嘗飲露坐當風誠所不免其師天紀在座即怒訶曰汝處別業時每飲酒輒醉尚諱疾自悞耶元膺以荊瀝化至寶丹飲之翌日遂解語九靈山房集

勞役卒中

趙以德云余甞治陳學士敬初因醮事跪拜間就倒仆汗注如雨診之脉大而空虛年當五十新娶少婦今又從跪拜之勞役故陽氣暴散正若鄭義士之病同見丹溪法急煎獨參濃湯連飲半日汗止神氣稍定手足俱縱痻而無聲遂於獨參湯中加竹瀝開上湧之痰次早悲哭一日不已因以言慰之遂笑復笑五七日無已時此哭笑者爲陰虛勞火動其精神魂魄之藏氣相併故爾正内經所謂五精相併者心火併之於肺則喜肺火併之於肝則悲是也即加連栢之屬瀉其火更增荆瀝開其閑八日笑止手動一月能步矣

氣中

鄭顯夫年六十餘因大怒遂昏仆四肢不用余以怒則火起於肝以致手足厥陰二經之氣閉而不行故神無知怒甚則傷於筋縱其若不容故手足不用急以連栢瀉其上逆之火香附降其肝氣一二日神智漸回後以調氣血壯筋骨之劑補之一月安矣藥要或問

梨治風疾

有一朝士見梁奉御診之曰風疾已深請速歸去朝士復見鄜州馬醫趙鄂者診之言疾危與梁所說同矣曰只有一法官人請試喫消梨不限多少咀食及絞汁而飲到家旬日惟喫消梨頓爽矣北夢瑣言

瘖不能言熱之所因

貴溪湖山夏公明道貳郡行縣訪虞文靖公生伯于山中道臨川章伯明之醫云其子嘗忽瘖不能言而無他苦群醫環視莫究其端難于用藥伯明視之曰此熱證也徐解之則愈投熱劑則大害從之不半日而愈又其僕人得寒熱一醫治以常用之藥伯明視之曰法當死今夕夏公使人舁還其家僕起拜辭謝登輿而去行未至家果及夕而斃歸田稿

風搐

昔項闕完顏氏病風搐先右臂并右足約搐六七十數良久左臂并左足亦搐六七十數不差兩月直視昏憒不知人幾月餘求治于戴人先涌其寒痰三四升次用導水禹功丸散泄之次服通聖散辛涼之劑

不數日而差

因驚風搐

新寨馬叟年五十九因秋欠稅官杖六十得驚氣成風搐已三年矣病大發則手足顫掉不能持物食則令人代哺口目張睒（式冉切暫視貌）唇舌嚼爛抖擻之狀如線引傀儡每發市人皆聚觀夜臥發熱衣被盡褰遍身燥痒中熱而反外寒久欲自盡手不能繩傾産求醫至破其家而病益堅叟之子邑中舊小吏也以父病訊戴人戴人曰此病甚易治若隆暑時不過一涌再湧奪則愈矣今已秋寒可三之如未當更刺腧穴必愈先以通聖散汗之繼服湧劑出痰一二升至晚又下五七行其疾小愈待五日再一湧出痰三四升

如雞黃成塊熱如湯然臾以手顫不能自探妻與伐
探咽嗌㕆傷昏憒如醉約一二時許稍醒又下數行
立覺足輕顫減熱亦不作足亦能步手能巾櫛自持
匙觔未至三涌病去如濯病後但覺極寒戴人曰當
以食補之久則自退蓋大疾之去衛氣復故宜以散
風導氣之藥和之不可以熱劑温之恐成他病也

角弓反張

呂均玉之妻年三十餘病風搐目眩角弓反張數目
不食諸醫皆作驚風暗風風癇治之以天南星雄黄
天麻烏附用之殊無少效戴人曰諸風掉眩皆屬肝
木曲直動搖風之用也陽主動陰主靜由火盛制金
金衰不能平木肝木茂而自病先涌風痰二三升次

以寒劑下十餘行又以鈹針刺百會出血二盃立愈

手足風裂

陽夏胡家婦手足風裂其兩目昏漫戴人曰厥陰所至爲璺又曰鳴紊啓坼皆風之用風屬木木鬱者達之達吐也先令湧之繼以調胃承氣湯加當歸瀉之立效

搐搦鍼中注穴

黃如村一叟兩手搐搦狀如拽鋸冬月不能覆被適戴人之舞陽道經黃如不及用藥針其兩手大指後中渚穴止戴人曰自肘已上皆無病惟兩手搐搦左氏所謂風淫末疾者此也或刺後谿手太陽穴屈小指横紋盡處是穴也　並儒門事親

風寒攣急

靈壽縣董監軍癸卯冬大雪時因事到真定忽覺有風氣暴至東垣先生診候得六脉俱弦甚按之洪實有力其證手攣急大便秘澀面赤熱此風寒始至加於身也四肢者脾也以風寒之邪傷之則搐急而攣痺乃風淫末疾而寒在外也內經曰寒則筋攣正謂此也本人素飲酒內有實熱乘於腸胃之間故大便秘澀而面赤熱內則手足陽明受邪外則足太陰脾經受風寒之邪用桂枝甘草以却其寒邪而緩其急搐又以黃栢之苦寒滑以瀉實而潤燥急救腎水用升麻葛根以升陽氣行手足陽明之經不令遏絕更以桂枝辛熱入手陽明之經爲引用潤燥復以芍藥

甘草專補脾氣使不受風寒之邪而退木邪專益肺金也加人參以補元氣爲之輔佐加當歸身去裏急而和血潤燥名之曰活血通經湯秘藏

痛風攣縮

丹溪曰朱宅閫内年近三十食味甚厚性躁急患痛風攣縮數月醫禱不應予視之曰此挾痰與氣證當和血踈風導痰病自安遂以潛行散入生甘草牛膝炒枳殼通草陳皮桃仁姜汁煎服半年而安餘論

肢體不隨

至正十二年某月括蒼葉仲剛氏居天台郡爲府史且二歲一日病肢體不隨衆醫皆以爲洞風謂風洞徹四肢也療之不愈請于施敬仲敬仲診其脉曰病

積于身有日矣爲火劑飲之不旬日遂愈人咸神異其故敬仲曰某所以知仲剛病者切其脉大而來徐是積熱盤鬱于内久不得發卒與風遇其病當作吾以脉法治之而愈何神異爲 白雲集

白虎歷節風

有一婦人先自兩足踝骨痛不可忍次日流上於膝一二日流於髀骨甚至流於肩肩流於肘肘流於後谿或如錐鍛或如蟲嚙痛不可忍晝靜夜劇服諸藥無效召僕診之六脉緊予曰此真歷節證也非解散之藥不能愈但用小續命湯一劑而效鄧安人夏月亦病歷節痛不可忍諸藥不效召良甫診之人迎與心脉虛此因中暑而得之合先服酒蒸黃連丸衆醫

莫不笑用此藥一服即愈自後與人良驗良方

又

許知可在歙川有一貴家婦人遍身走注疼痛至夜則發如蟲齧其肌多作鬼邪治許曰此正歷節證也以麝香丸三服愈此藥專治白虎歷節風疼痛遊走無定狀如蟲行晝靜夜劇方本事

痢後痛風

鮑六年三十餘因患血痢用澀藥取效後患痛風叫呼撼鄰予視之曰此惡血入經絡證血受濕熱久必凝濁所下未盡留滯隧道所以作痛久而不治恐成偏枯遂與四物湯加桃仁紅花牛膝條黃芩陳皮生甘草煎入生薑汁研潛行散入少酒飲之數十貼又

與刺委中出黑血近三合而安（心法）

腎風

桑惠民病風面黑色畏風不敢出爬搔不已眉髮脫落作癩醫三年一日戴人到棠谿來求治於戴人戴人曰非癩也乃出素問風論曰腎風之狀多汗惡風脊痛不能正立其色炲面痝然浮腫今公之病腎風也宜先刺其面大出血當如墨色三刺血變色矣於是下鍼自額上下排鍼直至顖頂皆出血果如墨色徧腫處皆鍼之惟不鍼目銳眥外兩旁蓋此少陽經少血多氣也隔日又鍼之血色乃紫二日外又刺其血色變赤初鍼時痒再刺則額覺痛三刺其痛不可任蓋邪退而然也待二十餘日又輕刺一遍方已每

刺必以冰水洗其面血十日黑色退一月面稍赤三月乃紅白但不服除下熱之藥病再作戴人在東方無能治者儒門事親

虚極傷風

一男子素嗜酒因暴風寒衣薄遂覺倦怠不思食者半月至睡後大發熱疼如被杖微惡寒天明診之六脉浮大按之豁豁然左為甚予作極虚受風寒治之以人參為君黄芪白朮當歸身為臣蒼朮甘草陳皮通草乾葛為佐使與之至五貼後遍身汗出如雨凡三易被覺來諸證悉除醫案

膽虚受風不寐

淛省平章左答納失理在帥閫時病無睡睡則心悸

神懾如處孤壘而四面受敵達旦目眵眵無所見耳瞶瞶無所聞雖堅臥密室睫未嘗交也即選醫之良者處劑累月弗瘉後召元膺呂翁診翁切其脈左關之陽浮而虛察其色少陽之支溢於目眥即告之曰此得之膽虛而風諸公獨治其心而不祛其膽之風非法也因投禁方烏梅湯抱膽丸日再服遂熟睡比寤病如脫

風傷于肺爲膈滿

費幕賓病胸膈壅滿甚昏篤不知人醫者人人異見東嘉項彥章以杏仁薏苡之劑灌之立蘇繼以升麻黃芪桔梗消其膿服之踰月瘳彥章所以知費之病者以陽脈浮滑陰脈不足也浮爲風而滑爲血聚始

由風傷肺故結聚客于肺陰脉之不足則過於宣逐也諸氣本乎肺肺氣治則出入易莬陳除故行其肺氣而病自已並九靈山房集

醫説續編卷第五

賢言絲義三

醫説續編卷第六

崑山　周恭　輯

寒門

論寒因并治法

丹谿先生曰中寒者倉卒受感其病即發而暴蓋中寒之人乘其腠理踈豁一身受邪難分經絡無熱可散溫補自解此胃氣之大虛若不急治去生甚遠法當溫散理中湯甚者加附子　又曰有卒中天地之寒氣口傷生冷之物有外感無内傷用仲景法若挾内傷補中益氣湯加發散之藥必先用參芪托住正氣　戴原理云中寒謂身受肅殺之氣口食冰水瓜菓冷物病者必脉沉細手足冷息微身倦雖身熱亦

不渴倦言語或遇熱病誤服此藥輕者至重重者至死凡脉數者或飲水者煩躁動揺者皆是熱病寒熱二證若水火也不可得而同治誤則殺人學者慎之並治法

胸寒服萎蕤

嵇紹有胸中寒疾每酒後苦噎服萎蕤得愈草似竹取根花葉陰乾昔華陀入山見仙人所服以告樊阿服之壽百歲也本草

中焦受寒

開慶巳未年七月間裕齋馬觀文夫人費氏病氣弱倦怠四肢厥冷惡寒自汗不進飲食一醫作伏暑治之投暑藥一醫作虚寒治之投熱藥無效召僕診之

六脉雖弱而兩關差甚裕齋問曰此何證也僕荅曰以脉觀之六部雖弱而關獨甚此中焦寒也中焦者脾也脾胃既寒非特但有是證必有腹痛吐瀉之證今四肢厥冷四肢屬脾是脾胃虚冷無可疑者荅云未見有腹痛吐瀉之證合用何藥治之僕荅云宜用附子理中湯未服藥間旋即腹痛而瀉莫不神之即治此藥一投而差（良方）

寒濕見證

東垣曰戊申春一婦人六十歲病振寒戰慄（太陽寒水客也）呵欠噎嚏（足少陽溢也）口亡津液（足陽明不足也）心下急痛而痞（手少陰受寒也故急痛足太陰血滯爲痞）身熱近火（熱在皮表寒在骨髓亦有拒寒戰慄也）臍下惡寒（丹田有寒也）渾身黄而白睛黄（寒濕也以餘證推之知其寒也）

溺黄赤而黑頻數（寒濕勝也）自病來身重如山便着床枕（至陰濕盛也）其脉診得左右關并尺命門中得弦而急極細雜之以洪而極緩（弦急爲寒加之以細細者北方寒水雜以緩甚者濕勝出黄色也又洪火者心火受制也）左尺按之至骨舉指來實者（壬癸俱旺也）六脉按之俱空虛者（下焦無陽也）先以輕劑去其中焦寒濕兼退其洪大脉理中湯加茯苓是也水煎冰之令寒服之謂之熱因寒用假寒以對足太陽之假熱也以乾姜之辛熱以瀉真寒也故曰真對真假對假若不愈當以术附湯冰之令寒以補下焦元氣也（試效方）

中寒發斑

完顏小將軍病寒熱間作腕後有癍三五點鼻中微血出兩手脉沉澀胷膈四肢殊無大熱此内傷寒也

問之因暑臥殿角傷風又渴飲冰酪水此外感者輕内傷者重外從内病俱爲陰也故先瘧痢後顯内陰寒熱間作脾亦有之非往來少陽之寒熱也與調中湯數服而愈

痼寒

秦二好服天生茶及冷物積而痼寒脉非浮非沉上下内外舉按極有力堅而不柔觸指突出膚表往來不可以至數名縱横不可以巨細狀此陰證鼓擊脉也一身游行之火萃於胸中寒氣逼之搏大有力與真武四逆等藥佐以芍藥茴香酒糊丸使不僭上每百丸晝夜相接八九服凡至半斤作汗而愈亦世罕有也並陰證畧例

中寒治驗

羅謙甫曰參政商公時年六旬有二元有胃虛之證至元已巳夏上都住時值六月霖雨大作連日不止因公務勞役過度飲食失節每旦則臍腹作痛腸鳴自利須去一二行乃少定不喜飲食懶於言語身體困倦召予治之予診其脉沉緩而弦叅政以年高氣弱脾胃宿有虛寒之證加之霖雨及勞役飲食失節重虛中氣難經云飲食勞倦則傷脾不足而往有餘隨之歲火不及寒乃大行民病鶩溏今脾胃正氣不足腎水必挾木勢反來侮土乃薄所不勝乘所勝也此疾非甘辛大熱之劑則不得瀉水補土雖夏暑之時有用熱遠熱之戒又云有假者反之是從權而治

其急也内經云寒淫于内治以辛熱乾姜附子辛甘大熱以瀉寒水用以爲君脾不足者以甘補之人參白术甘草陳皮苦甘溫以補脾土胃寒則不欲食以生姜草豆蔻辛溫治客寒犯胃厚朴辛溫厚腸胃白茯苓甘平助薑附以導寒濕白芍藥酸微寒補金瀉木以防熱傷肺氣爲佐也不數服良愈方名附子溫中湯寶鑑

體虚感寒

余子元病惡寒戰慄捉持不定兩手背冷汗浸淫雖厚衣熾火不能解滑攖寧與真武湯丸用附六枚一日病者忽出人怪之病者曰吾不惡寒即無事矣或以問攖寧攖寧曰其脉兩手皆沉微餘無裏證此蓋

體虚受寒亡陽之極也初皮表氣隧爲寒邪壅遏陽不得伸而然也是故血隧熱壅須用硝黄氣隧寒壅須用桂附陰陽之用不同者無形有形之異也朱氏白雲集

暑門

暑病分治用藥辯

暑乃夏月炎暑也盛熱之氣著人也有冒有傷有中三者有輕重之分虚實之變或腹痛水瀉者胃與大腸受之惡心者胃口有痰飲也此二者冒暑也可用黄連香薷飲蓋黄連退暑熱香薷消畜水或身熱頭疼躁亂不寧者或身如鍼刺者此爲熱傷在分肉爲傷暑當以解毒白虎湯加柴胡氣虚者加人參或咳

嗽寒熱盜汗出脉數不止蓋熱着肺經盛火乘金也急治則可遲治則不可矣此爲中暑用清肺湯柴胡天水之類凡治病須要明白辯別不可混同施治春秋間亦或有之不可執一隨病處方爲妙治法

治暑暍悶絶不救

石林避暑録云親治一御馬之僕立斃且云沈存中甞著其說其方用道上熱土并大蒜右畧等多少爛研冷水和去滓脚飲之即差此方在徐州沛縣城門上板書揭之不知何人之所施也百乙方

中暑頭疼

張叟年七十一暑月田中因饑困傷暑食飲不進時時嘔吐口中甞流痰水腹脇作痛醫者槩用平胃散

理中丸導氣丸未效又加鍼灸皆云胃冷乃問戴人戴人曰痰屬胃胃熱不收故流痰水以公年高不敢上湧乃使一筯探之不藥而吐之出涎一升次用黃連清心散導飲丸玉露散以調之飲食加進唯大便祕以生姜大棗煎調胃承氣湯一兩奪之遂愈儒門事親

暑風是痰宜吐

夫暑風可用吐法者即中暑是也其人必內先有大熱痰實之故因避暑納涼入風襲之鬱而成身熱或昏冒吐中有汗火鬱得汗則解風得汗則散痰得湧則出一舉三得此當時治實挾痰者非通治暑風之大法也暑風無所挾者宜汗以散之

勞役病暑

徐三官人年五十餘六月間發熱大汗惡寒戰慄不自禁持且煩渴予曰此暑病脉之皆虚微細弱而數其人好賭致勞而虚遂以人參作湯調四苓散八貼而安法並心

傷暑自汗

滑伯仁旣之錢唐舘郡守第時出治病即愈屬縣有不能治之證皆來就伯仁臨安沈君彰者病自汗如雨不少止面赤身熱口燥心煩輿來杭城舍客樓盛暑中帷幕周密自云至虚亡陽服朮附藥已數劑伯仁診其脉虚而洪數視其舌上胎黄曰前藥誤矣輕病重治醫者死之素問云必先歲氣毋伐天和朮附之熱其可輕用以犯時令耶又曰脉虚身熱得之傷

暑暑家本多汗加以剛劑脉洪數則病益甚悉令撤幔開窗初亦難之少頃漸覺清爽爲製黄連人參白虎等湯三進而汗止太半諸證稍解既而兼以既濟湯渴則用冰水調天水散服七日而病悉去後遍身發瘍疹更服防風通聖散乃已 白雲集

傷暑疑瘵

越幕賓費姓者有子病甚衆醫皆以爲瘵盡愕束手一日費對客獨泣客以抱一翁項彥章薦翁診之曰此病暑耶非瘵也家人問死期翁曰何得死何得死爲作白虎湯飲之即瘥翁所以知費子之病者切其脉細數而且實細數者暑也暑傷氣宜虛今不虛而反實乃熱傷血藥爲之也 九靈山房集

濕門

中濕疼痛

息城邊校白公以隆暑時飲酒覺極熱於涼水池中漬足便其冷也爲濕所中股膝沉痛又因醉卧濕地其痛轉加意欲以酒解痛遂連朝飲反成走痛發間止且六十年往往斷爲寒濕脚氣以辛熱治之不效或使服神芎丸數服痛微減他日復飲疾作如前舉囊痒濕且腫硬臍下似有物難於行以此免軍役令人代之來訪戴人戴人曰予亦斷爲寒濕但寒則陽火不行故爲痛濕則經隧有滯故爲腫先以苦劑湧之次以舟車丸百餘粒濬川散四五錢微利一兩行戴人曰如此激劑尚不能攻何況於熱藥補之乎異

日又用神祐丸百二十九通經散三四錢僅得四行來日以神祐八十粒投之續見一二行次日又服益腎散四錢舟車丸百餘粒約下七八行自公已覺膝睾寒者暖硬者軟重者輕腫者亦退飲食加進又與湧之其病全瘳臨別又贈以疎風丸併以其方與之此公以其不肯妄服辛熱之藥故易治也

屈膝有聲作筋濕治

領北李文卿病兩膝髕屈伸有聲剝剝然以為骨鳴戴人曰非也骨不戞焉能鳴此筋濕也濕則筋急有獨緩者不鳴急者鳴也若用导之藥一涌一泄上下去其水水去則自無聲矣文卿從其言旣而果然並儒門事親

濕傷肢節腫痛

真定府張大年二十有九素好嗜酒至元辛未五月間病手指節腫痛屈伸不利膝臏亦然心下痞滿身體沉重不欲飲食食即欲吐面色痿黄精神減少至六月間來求予治之診其脉沉而緩緩者脾也難經云腧主體重節痛腧者脾之所主也四肢屬脾蓋其人素飲酒加之時助濕氣大勝流於四肢故爲腫痛内經云諸濕腫滿皆屬脾土仲景云濕流關節肢體煩痛此之謂也宜以大羌活湯主之内經云濕淫于内治以苦溫以苦發之以淡滲之又云風能勝濕羌活獨活苦溫透關節而勝濕故以爲君升麻苦平葳靈仙防風蒼术苦辛溫發之者也故以爲臣血壅而

不流則痛當歸辛溫以散之甘草甘溫益氣緩中澤瀉鹹平茯苓甘平導濕而利小便以淡滲之使氣味相合上下分散其濕也寶鑑

治濕用藥法

本草云蒼术治濕上下都可用散風行濕以二陳湯加酒黃芩羌活蒼术治濕欲使大便潤而小便長須二陳湯加升提之藥上濕宜蒼术辛烈下濕宜升提外濕宜表散內濕宜淡滲淡滲治濕在中下二焦若濕在上宜微汗而解不欲汗多以故不用麻黃葛根輩心法

傷寒門

論雜病類傷寒爲多

凡證與傷寒相類者極多皆雜證也其詳出内經熱論自長沙以下諸家推論甚至千載之下能得其精粹者東垣之言也其曰内傷極多外傷者間或有之此發前人所未發欲辯内外所傷之脉東垣詳矣後人循診不見真切雷同指爲外傷極謬其或可者蓋亦因其不放肆而多用和解或和平之藥散之耳若粗率者即能殺人切戒治法

兩感傷寒

龎安常云脉沉大者太陽少陰沉長者陽明太陰沉弦者少陽厥陰也諸方書不載兩感脉安常特設以示後人素問熱論云兩感於寒而病者必不免於死法不過六日黃帝曰有三日而死者何也岐伯云陽

明者十二經脉之長也若三日而氣盡則死矣仲景亦無治法活人書五卷序云傷寒惟兩感不治仲景但一說云兩感病俱作治有先後證治論引張翼說與仲景同謂如下利清穀身體疼痛急當救裏宜四逆湯身體疼痛清便自調急當救表宜桂枝湯證治論并活人書解仲景治有先後之説皆云治有先後者宜先救裏内纔溫則可醫矣然救表亦不可緩也以上所論並先救裏然後救表愚意當消息之謂如下利不止身體疼痛則先救裏如不下利身體疼痛則先救表此亦謂之治有先後也然則兩感證亦有可治之理而不可必也活人書括

趙嗣真曰仲景論兩感爲必死之證而復以治有先

後發表攻裏之說繼之者蓋不忍坐視而欲覬其萬一之可活也活人書云宜救裏以四逆湯後救表以桂枝湯殊不知仲景云太陽與少陰俱病則頭痛爲太陽邪盛於表口乾而渴爲少陰邪盛於裏也陽明與太陰俱病則身熱譫語爲陽明邪盛於表不欲食腹滿爲太陰邪盛於裏也少陽與厥陰俱病則耳聾爲少陽邪盛於表囊縮而厥爲厥陰邪盛於裏也三陽之頭痛身熱耳聾救表已自不可三陰之腹滿口乾渴囊縮而厥不可下乎活人書引下利身疼痛虛寒救裏之例而欲施於煩渴腹滿譫語囊縮熱實之證然乎否乎蓋仲景所謂發表者葛根麻黃是也所謂攻裏者調胃承氣是也活人書所謂救裏則是四

逆救表則是桂枝今以救爲攻豈不相背若用四逆湯是以火濟火而腹滿譫語囊縮等證何由而除藏府何由而通榮衛何由而行而六日死者可立而待也吁兩感雖爲不治之證矣然用藥之法助正除邪虚實實虚補不足損有餘之理學者不可不素有一定之法於胸中也又按王海藏曰天之邪氣感則害人五藏以是知内外兩感府藏俱病欲表之則有裏欲下之則有表表裏旣不能一治故云兩感者不治然所禀有虚實所感有淺深虚而感之深者必死實而感之淺者猶可治治之而不救者有之未有不治而獲生者矣予嘗用大羌活湯間有生者十得二三故立此以待好生君子用之

陽證治驗 狐惑證

南省參議官常德甫至元甲戌三月間赴大都路感傷寒證勉強至真定館于常參謀家遷延數月病不差來求治予徃視之診得兩手六脉沉數外證却身凉四肢厥逆發瘢微紫見於皮膚唇及齒齦破裂無色咽乾聲嗄默默欲眠目不能閉精神鬱冒反側不安此證乃熱深厥亦深變成狐惑其證最急詢之從者乃曰自內丘縣感冒頭痛身體拘急發熱惡寒醫以百解散發之汗出浹背殊不解每經郡邑治法一同發汗極多遂至如此予詳其說兼以平昔膏粱積熱于內已燥津液又兼發汗過多津液重竭因轉屬陽明故大便難也急以大承氣湯下之得更衣再用

黃連解毒湯病減太半復與黃連犀角湯數日而安寶鑑

過汗亡陽變證治驗

中山王知府次子薛里年十三歲六月十三日暴雨方過池水泛溢因而戲水衣服盡濕其母責之至晚覺精神昏憒怠惰嗜臥次日病頭痛身熱腿脚沉重一女醫用和解散發之閉戶塞牖覆以重衾以致苦熱不禁遂發狂言欲去其衾而不能得去是夜汗至四更濕透其衾明日尋衣撮空又以承氣湯下之後語言漸不出四肢不能收持有時項強手足瘈瘲搐急而攣目左視而白睛多口唇肌肉蠕動飲食減少形體羸瘦命羅謙甫治之具說前由蓋傷濕而失於

過汗也且人之元氣起於臍下腎間動則氣過於身通行百脉今盛暑之時大發其汗汗多則亡陽百脉行澀故三焦之氣不能上榮心肺心火旺而肺氣焦況因驚恐内畜内經曰恐則氣下陽主聲陽既亡而聲不出也陽氣者精則養神柔則養筋又曰奪血無汗奪汗無血今發汗過多氣血俱衰筋無所養其病爲痓則項強手足瘈瘲搐急而攣目通於肝肝者筋之合也筋既燥而無潤故目左視而白睛多肌肉者脾也脾熱則肌肉蠕動故唇蠕動有時而作經云肉痿者得之濕地也脾熱者肌肉不仁發爲肉痿痿者痿弱無力運動久爲不仁陽主於動今氣欲竭熱留於脾故四肢不用此傷濕過汗而成壞證明矣當治

時之熱益水之源救其逆補上升生發之氣黃帝鍼經曰上氣不足推而揚之此之謂也以人參益氣湯治之內經曰熱淫所勝治以甘寒以酸收之人參黃芪之甘溫補其不足之氣而緩其急搐故以爲君腎惡燥急食辛以潤之生甘草甘微寒黃栢苦辛寒以救腎水而生津液故以爲臣當歸辛溫和血脉橘皮苦辛白朮苦甘炙甘草甘溫益脾胃進飲食肺欲收急食酸以收之白芍藥之酸微寒以收耗散之氣而補肺金故以爲佐升麻柴胡苦平上升生發不足之氣故以爲使乃從陰引陽之謂也早食後午食前各一服投之三日後語聲漸出少能行步四肢柔和食飲漸進至秋而愈寶鑑

三陽合病

浙東憲使曲出道過鄞病臥涵虛驛召滄洲翁呂元膺往視翁察色切脉則面帶陽氣寸口皆長而弦蓋傷寒三陽合病也以方涉海為風濤所驚遂血菀而神慴為熱所搏遂吐血一升許且脇痛煩渴譫語適是年歲運左尺當不應其輔行京醫以為腎已絶泣告其左右曰監司脉病皆逆不祿在旦夕家人皆惶惑無措翁曰此天和脉無憂也為投小柴胡湯減加生地黄半劑後俟其胃實以承氣湯下之愈（鄞遊集）

誤下風溫成結胸

陽夏賀義夫病傷寒當三日以裏醫者誤下之而成結胸求戴人治之戴人曰本風溫證也不可下又下

之太早故發黄結胸此已有瘀血在胸中欲再下之恐已虚惟一涌可愈但出血勿驚以茶調瓜蒂散吐之血數升而衄且噫逆乃以巾捲小鍘而使枕其刃不數日平復儒門事親

陰證陽證辯

靜江府提刑李君長子年一十九歲至元壬午四月間病傷寒九日醫者作陰證治之與附子理中丸數服其證增劇别易一醫作陽證議論差互不敢服藥李君親來邀請予爲决疑予避嫌辭李君拜泣而告曰君若不一往夫子秖待死矣不獲已遂往視之坐間有數人予不欲直言其證但細爲分解使自忖度之凡陽證者身須大熱而手足不厥臥則坦然起則

有力不惡寒反惡熱不嘔不瀉渴而飲水煩躁不得眠能食而多語其脉浮大而數者陽證也凡陰證者身不熱而手足厥冷惡寒踡卧面向壁卧惡聞人聲或自引衣蓋覆不煩渴不欲食小便不利大便反快其脉沉細而微沉遲者皆陰證也診其脉沉數得六七至其母云夜來叫呼不絕全不得睡又喜冰水予聞其言陽證悉具且三日不見大便宜急下之予遂秤酒煨大黃六錢炙甘草二錢芒硝二錢水煎服之至夕下數行燥糞二十餘塊是夜汗大出翌日又往視之身凉脉靜矣予思素問熱論云治之各通其藏府故仲景述傷寒論六經各異傳受不同活人書亦云凡治傷寒先須明經絡若不識經絡觸途冥行前

聖後聖其揆一也昧者不學經絡不問病源按寸握尺妄意疾證不知邪氣之所在動致顛覆終不肯悔韓文公曰醫之病病在少思理到之言也勉人學問救生之心重矣寶鑑

發斑譫妄

王海藏曰侯輔之病脉極沉細内寒外熱肩背胸脇斑出十數點語言狂亂或曰發斑譫語非熱乎予曰非也陽爲陰逼上入于肺傳之皮毛故斑出神不守舍故錯語如狂非譫語也肌表雖熱以手按執須臾冷透如冰與姜附等藥二十餘兩後乃大汗而愈後因再發脉又沉遲三四日不大便予與理中丸叁日内約半觔其疾全愈侯公之狂非陽狂之狂乃失神

之狂即陰也釋例

發癍

趙氏子病傷寒餘十日身熱而安靜兩手脉盡伏俚醫以爲死也弗與藥呂元膺診之三部舉按皆無其舌胎滑而兩顴赤如火語言不亂因告之曰此子必大發赤癍周身如錦紋夫脉血之波瀾也今血爲邪熱所搏淖而爲癍外見於皮膚呼吸之氣無形可依猶溝隧之無水雖有風不能成波瀾斑消則脉出矣及揭其身而赤癍爛然即用白虎加人參湯化其斑脉乃復常繼投承氣下之瘉發斑無脉長沙所未論元膺蓋以意消息耳　全本然病傷寒旬日邪入于陽明俚醫以津液外出爲脉虛自汗進玄武湯實之

遂致晨昏如熟睡其家邀元膺問死期切其脉皆伏不見而肌熱灼指即告其季曰此必榮血致斑而脉伏非陽病見陰脉比也見斑則應候否則畜血耳乃去衾裯視其隱處及小腹果見赤癍石堅且拒痛爲製化斑湯半劑繼進韓氏生地黃湯逐其血是夕下黑矢若干枚即斑消脉出後三日又腹痛遂用桃仁承氣湯以攻之所下復如前乃愈化斑湯即人參白虎湯並九靈山房集

又

至正間左丞楊完者統苗兵守江浙民頗不安居滑伯仁會故舊陳性中王叔雨招乃挈家渡江浙往來鄞越居虞姚間最久人皆稱之曰攖寧生初叔雨寓

錢唐病傷寒他醫至皆以爲痓證當進附子持論未決其弟熈賜謂攖寧生曰舍兄病亟幾殆生忍坐視不救乎至切其脉兩手俱沉實而滑四末微覺清凊去音以燈燭之徧體皆赤斑舌上胎黑而燥如芒刺身大熱神恍惚多譫妄語攖寧生曰此始以表不得解邪氣入裏裏熱極甚若投附必死乃以小柴胡劑益以知母石膏飲之終夕三進次日以大承氣湯下之調治兼旬乃安白雲集

治傷寒不分陰陽方

傷寒陰陽二證不明或投藥錯誤致患人困重垂死七日以後皆可服傳者云千不失一用好人參一兩去蘆薄切水一大升於銀石器內煎至一盞以新水

沉之取冷一服而盡汗不自他出只在鼻梁尖上涓涓如水是其應也妙甚蘇韜光云侍郎方丈嘗以救數十人王史君宰清流日倅車申屠行父之子婦產後病時疫一十餘日已成壞證偶見問因勸其只服人參一味遂安是時未知有此方偶然暗合耳是齋方

陰證治法

治氣虛陽脫體冷無脉氣息欲絕不省人事及傷寒陰厥百藥不效用葱熨法葱以索纏如盞許大切去根及葉惟存白長二寸許如大餅餤先以火脅一面令通熱勿令灼人隨以熱處搭病人臍連臍下其上以熨斗滿貯火熨之令葱餅中熱氣熨入肌肉中須預作三四餅一餅壞不可熨又易一餅良久病人當

漸醒手足溫有汗則差更作四逆湯輩溫其内萬萬無憂予伯兄病傷寒冥冥不知人八日四體堅冷如石藥不復可入用此遂差集賢校理胡全夫用此拯人之危不可勝數資生經

太陰證不解類陽證

秦二毋病太陰證三日不解後嘔逆惡心而脉不浮文之與半硫丸二三服不止復與黄芪建中湯脉中極緊無表裏胷中大熱發渴引飲皆曰陽證欲飲之水海藏不與與姜附等藥緊脉反沉細陽猶未生以桂附薑烏之類酒丸以百丸接之二日中十餘服病人煩躁身熱不寧欲作汗也又以前丸接之覆以厚衣陽脉方出而作大汗翌日大小便始通下瘀血一

盆如豚肝然用胃風湯加桂附三服血止其寒甚如此亦世未嘗見也

陰易

侯國華病傷寒四五日身微斑渴飲脉之沉弦欲絕厥陰脉也服溫藥數日不已又以薑附等藥微回脉生因渴私飲水一盃脉復退但頭不舉目不開問之則犯陰易若只與燒裩散則寒而不濟矣遂煎吴茱萸湯一大服調燒裩散連進二服作大汗兩晝夜而愈（例並畧）

陰證傷寒

陸用和病惡寒發熱頭體微痛若嘔下泄五日矣其親亦知醫以小柴胡湯治之不解招攖寧生診視脉

弦而遲曰是在陰當溫之爲製真武湯其親爭之卻與人參竹葉湯湯進即泄其脉且陷弱亟以前劑服之連進四五劑乃效人始服攖寧生之賢於人遠矣

白雲集

陰證發黃

趙顯宗病傷寒至六七日因服下藥太過致發黃其脉沉細遲無力皮膚凉發躁欲於泥中臥喘嘔小便赤澀先投茵陳橘皮湯喘嘔止次服小茵陳湯半劑脉微出不欲於泥中臥次日又服茵陳附子湯半劑四肢發熱小便二三升當日中大汗而愈似此治瘉者不一一錄凡傷寒病黃每遇太陽或太陰司天歲若下之太過往往變成陰黃蓋辰戌太陽寒水司天

水來犯土丑未太陰濕土司天土氣不足即脾胃虛弱亦水來侵犯多變此證也韓祗和

又

内感傷寒勞役形體飲食失節中州變寒之病生黃非壞之而得只用建中理中大建中足矣不必用茵陳也若畧黃小便自利當與虛勞小建中湯畧例

陰盛格陽身熱治例

東垣曰馮内翰之姪櫟因病傷寒目赤而煩渴脉息七八至按之不鼓擊經曰脉至而從按之不鼓諸陽皆然此陰盛格陽於外非熱也與薑附之劑汗出而愈試效方 劉宗厚曰此與王海藏治狂言發斑身熱脉沉細陰證例同東垣又有治脚膝痿弱下尻臀皆

冷陰汗臊臭精滑不固脉沉數有力爲火鬱于內逼陰向外爲陽盛拒陰用苦寒藥下之者此水火徵兆之微脉證治例之妙王太僕曰犯于水火餘氣可知因併録之以勸玉機微義

陰隔陽證

內子王病傷寒乃陰隔陽證面赤足蹉躁擾不得眠而下利論者有主寒主溫之不一愈不能決呂元膺以紫雪匱理中丸進徐以冰漬甘草乾姜湯飲之愈且告之曰下利足蹉四逆證也苟用常法則上焦之熱彌甚今以紫雪折之徐引辛甘以溫裏此熱因寒用也聞者皆嘆服九靈山房集

又

宋可與妾暑月身冷自汗口乾煩躁欲臥泥水中滑伯仁診其脉浮而數沉之豁然虛散曰素問云脉至而從按之不鼓諸陽皆然此爲陰盛格陽得之飲食生冷坐臥風露煎真武湯冷飲之一進汗止再進煩躁去三進平復如初白雲集

傷寒大小便不通

一卒傷寒大小便不通予與五苓散而皆通五苓固利小便矣而大便亦通者津液生故也或小便通而大便尚不通宜用蜜煎法導之

傷寒欬逆

施秘監尊人患傷寒欬甚醫告技窮試檢灸經於結喉下灸三壯即差蓋天突穴也神哉神哉並資生經

太陽證後犯房室

李良佐子病太陽證尺寸脉俱浮數按之無力海藏見其内陰與神朮加乾姜湯愈後再病海藏視之見李神不舒垂頭不欲語疑其有房過問之犯房過乎曰唯與大建中三四服外陽内收脉反沉小始見陰候又與已寒加芍藥茴香并丸五六服三日内約服六七百丸脉復生又用大建中接之大汗作而解畧例

誤服白虎湯變證

西臺掾蕭君瑞二月中病傷寒發熱以白虎投之病者面黑如墨本證遂不復見脉沉細小便不禁東垣初不知也及診之曰此立夏已前誤服白虎白虎大寒非行經之藥止能寒藏府不善用之則傷寒本病

隱曲於經絡之間或更投以大熱之藥求以去陰邪則他證必起非所以救白虎也可用温藥之升陽行經者難者云白虎大寒非大熱何以救君之治奈何東垣曰病隱於經絡間不升則經不行經行而本證見矣本證見又何難焉果如其言愈試效方

傷寒後背惡寒

俞德明常病傷寒經汗下病既去而且虛背獨惡寒脉微細如線湯熨不應滑伯仁乃以理中湯劑加姜桂藿附作大服外以蓽撥良姜胡椒桂椒諸品大辛熱爲末和姜糊爲膏厚傳滿背以紙覆之稍乾即易如是半月竟平復不寒此尤治法之變者也

勞復自汗

潘子庸得感冒證已汗而愈數日復大發熱惡寒頭痛眩暈嘔吐却食煩滿欬而多汗滑伯仁診之脉兩手三部皆浮而緊在仲景法勞復證浮以汗解沉以下解今脉浮緊且證在表當汗衆以虚憊難之且圖溫補伯仁曰法當如是爲作麻黄葛根湯三進更汗旋調理數日乃瘉並白雲集

傷寒交接吐舌死

范汪方云故督郵顧子獻得病已瘥未健詣華旉視脉旉曰雖瘥尚虚未平復陽氣不足勿爲勞事也能勞尚可女勞即死當吐舌數寸獻婦聞其瘥從百餘里來省之住數宿止交接之間一二日死婦人傷寒雖瘥未滿百日氣血骨髓未牢實而合陰陽快者當

時即未覺惡經日則令百節解離經絡緩弱氣血虛骨髓空竭便恍恍吸吸氣力不足着牀不能動揺起居仰人食如故是其證也丈夫亦然病源論

勞復房室多死

有士蓋正者疾愈後六十日已能射獵一犯房室即吐涎而死及熱病房室名爲陰陽易皆難治近者有一士大夫小得傷寒瘥已十餘日能乘馬行來自謂平復亦以房室即小腹急痛手足拘攣而死

陰陽易

婦人温病雖瘥未平復血脉未和尚有熱毒而與之交接得病者名爲陰陽易醫者張苗說有婢得病瘥後數日有六人姦之皆死千金方

熱入血室

一婦人病傷寒寒熱遇夜則見鬼狀所患六七日忽然昏塞涎響如引鋸牙關緊急瞋目不知人病勢危困召予視之曰得病初曾値月經來否其家云經水方來而病作經遂止得一二日發寒熱晝雖靜而夜有鬼祟從昨日來不省人事予曰此乃熱入血室證仲景云婦人中風發熱惡寒經水適來晝則明了暮則譫語如見鬼狀發作有時此名熱入血室予製以小柴胡湯加生地黃三服而熱除不汗而自解矣

又

一婦人患熱入血室證醫者不識用補血調氣血藥治之數日遂成血結胸或勸用前藥予曰小柴胡用

已遲不可行也無已則有一焉可刺期門而已予不能針請善鍼者治之如言而愈或者問熱入血室何爲而成結胸也予曰邪氣傳入經絡與正氣相摶上下流行遇經水適來適斷邪氣乘虛入於血室血爲邪所迫上入肝經肝受邪則譫語而見鬼復入膻中則血結胸中何以言之婦人平居水養木血養肝方未受孕則下之以爲月水既妊則中畜之以養胎及已產則上壅之以爲乳汁皆一血也今邪逐血併歸于肝經聚于膻中結于乳下故手觸之則痛非藥可及故當刺期門也許叔微

又

有婦人病温已十二日診之其脉六七至而澀寸稍

大尺稍小發寒熱煩赤口乾不了了耳聾問之病後數日經水乃行此屬少陽熱入血室也若治不對病則必死乃按其證與小柴胡湯服之二日又與小柴胡湯加桂枝乾姜湯一日寒熱遂已又云我臍下急痛又與抵當丸微利臍下痛痊身漸凉和脉漸匀尚不了了乃復與小柴胡湯次日云我但胸中熱燥口鼻乾又少與調胃承氣湯不得利次日又云心下痛又與大陷胸丸半服利三行而次日虛煩不寧時妄有所見時復狂言雖知其尚有燥糞以其極虛不敢攻之遂與竹葉湯去其煩熱其夜大便自通至曉兩次中有燥糞數枚而狂言虛煩盡解但欬嗽唾沫此肺虛也若不治恐乘虛而成肺痿遂與小柴胡去人

參大棗生薑加乾薑五味子湯一日欬減二日而病悉愈已上皆用張仲景方衍義

論温病分治用藥例

夫温之爲病有冬傷於寒者有冬不藏精者便有虛實之異有四時不正之氣鬱之者有君相二火加臨者即分主客之殊有五運六氣當遷正位所勝折之不得升降者則必辯其所發之氣以治豈可均用治熱乎哉大法分氣虛血虛痰火若氣虛四君子湯爲主血虛四物湯爲主痰多二陳湯爲主熱甚加童子小便心法

時氣傳染

總帥相公年近七旬戊午秋南征過揚州俘虜萬餘

口内選美色室女近笄者四置於左右予因曰總帥領十餘萬衆深入敵境非細務也況年高氣弱凡事宜慎且新虜之人其驚憂之氣畜於内加以飲食不節多致疾病近之則邪氣相傳其害爲大總帥笑而不答其副帥時亦在座異日召予曰我自十三歲從征回鶻此事飽經汝之言深可信矣至臘月中班師值大雪三日新掠人不禁凍餒皆病頭疼咳嗽自利腹滿多致死亡者春正月至汴隨路多以禮物來賀相公因痛飲數次遂病脉得沉細而弦三四動而一止其證頭疼欬嗽腹痛自利與新虜人病無異其脉短澁其氣已衰病已劇矣三日而卒邪氣害人其禍如此内經云乘年之虚遇月之空失時之和因而感

邪其氣至骨又曰避邪如避矢石錢仲暘亦曰糞履不可近襁褓嬰兒多生天弔驚風亦由正氣尚弱不能勝邪故也由是觀之聖人之言信不誣矣寶鑑

瘧門

論瘧分經主治用藥法

凡治瘧無汗要有汗散邪爲主帶補有汗要無汗補正氣爲主帶散散邪發汗紫蘇麻黄之屬補正氣人參黄芪之類三日一發者受病一年間日一發者受病半年一日一發者受病一月連二日發住一日者血氣俱受病一日間一日發者補藥帶發表藥後以截瘧丹截之大抵在陰分者難治在陽分者易治在陰分者用藥徹起在陽分者方可截住有瘧毋必用

毒藥消之行氣削堅爲主東垣謂寒瘧屬太陽汗之熱瘧屬陽明下之寒熱瘧屬少陽和之在三陰經即不分總爲溫瘧此言甚是但三陰經之說不明凡作於子午卯酉日少陰瘧寅申巳亥日厥陰瘧辰戌丑未日太陰瘧其脉多弦熱則弦而帶數寒則弦而帶遲亦有久病此脉極虛而微無力似乎不弦然必於虛微之中見弦但不搏手耳細察可見心法

旱蓮草灸瘧

治瘧之方甚多惟小金丹最佳予嘗以與人皆效然人豈得皆有此藥哉此灸之所以不可廢也鄉居人用旱蓮草椎碎寘在掌上一筋四指闊也當兩膚中以古文錢壓之繫以故帛未久即起小泡謂之天灸尚能

愈瘧況於灸乎故詳著之資生經

久瘧灸脾俞

有人患久瘧諸藥不效或教之以灸脾俞即愈更一人亦久患瘧聞之亦灸此穴而愈蓋瘧多因飲食得之故灸脾俞作效見上

刺瘧

戴人曰常觀刺瘧論五十九刺一刺則衰再刺則去三刺則已會陳下有病瘧二年不愈者止服温熱之劑漸至衰羸命予藥之予見其羸亦不敢便投寒凉之劑乃取内經刺瘧論詳之曰諸瘧不已刺十指間出血正當發時予刺其十指出血血止而寒熱立止咸駭其神予非衒術竊見晚學之人不攻諸典謬說

鬼疾妄求符籙祈禱辟匿法外旁尋以致病人遷延危殆瘧病除嵐瘴者一二發必死其餘五藏六府瘧皆不死如有死者皆方士誤殺之也

偶吐愈瘧

一書生病瘧間日一作將秋試及試之日乃瘧之期書生憂甚誤以葱蜜合食大吐涎數升瘀血宿食皆盡同室驚畏至來日入院瘧亦不發蓋偶得吐法耳

痎瘧

息城一男子病瘧求治于戴人診兩手脉皆沉伏而有力内有積也此是肥氣病者曰左脇下有肥氣腸中作痛積亦痛形如覆杯間發止今已三年祈禳避匿無所不至終不能療戴人曰此痎瘧也以三花神

祐九五六十九以冷水送過五六行次以冷水止之冷主收斂故也濕水既盡一二日煎白虎湯頓啜之瘧猶不愈候五七日吐之以常山散去冷痰涎水六七升若飢粥次以柴胡湯和之間用妙功丸磨之瘧悉除並儒門事親

瘅瘧治驗但熱不寒日瘅瘧

燕南河北道提刑按察司書吏高士謙年踰四十至元戊寅七月間暑氣未退因官事出外勞役又因過飲午後大發熱而渴冰水不能解其病早晨稍輕減服藥不效召予治之診其脉弦數金匱要畧云瘧脉自弦弦數者多熱瘧論曰瘅瘧脉數素有熱氣盛于身厥逆上衝中氣實而不外泄因有所用力腠理開

風寒舍于皮膚之内分肉之間而發發則陽氣盛而不衰則病矣其氣不及於寒故但熱而不寒者邪氣内藏於裏而外舍於分肉之間令人銷爍脱肉故名曰癉瘧月令云孟秋行夏令民多癉瘧潔古云動而得之名曰中暍以白虎加梔子湯治之士謙遠行勞役又暑氣有傷酒熱相搏午後時助故大熱而渴如在甑中先以柴胡飲子下之後以白虎加梔子湯每服一兩數服而愈寶鑑

瘧後手戰

一人瘧後手戰此痰涎鬱格吐後乃好吐可用常山散探之心法

藥非所宜反生餘證

一老人患瘧嗽半載脉之兩手尺數而有力色稍枯余料之必服四獸飲等劑中焦濕熱下流伏結于腎以致心火上連於肺故瘧嗽俱作用人參白术黃芩黃連升麻柴胡調中二三日與黃栢丸服之兩夜夢交通來告急余語之曰此腎中熱解乃從前陰精竅而散走故爲是夢勿憂次日瘧嗽頓止

瘧發間一時

一富人年壯病瘧自卯時寒至酉方熱至寅初休一日一夜止甦一時因思必爲入房感寒所致及問之九月暴寒夜半有盜急起不著中衣當時足即冷十日後作瘧蓋足陽明與衝脉合宗筋會于氣街入房太甚則足陽明衝脉之氣皆奪於所用其寒乘虛入

中含於二經之過脛所會足跗上於二經之陽氣益損不能滲營其經絡故病卒不得休是以用人參白朮大補附子行經加散寒以取汗數日不得汗病如前因悟足趺之道遠藥力難及用蒼朮川芎桃枝煎湯以器盛之趺坐浸足至膝一食頃以前所服之藥飲之其汗遍身大出病即已並藥要或問

久瘧腹脹

一男子患瘧久而腹脹脉不數而微弦重取則來不滑利輕又皆無力遂與三和湯索氏者三倍加白朮入姜汁服之數服而小便利一二行腹稍減隨又小便短少丹溪作血氣兩虛於前藥中入人參牛膝當歸身作大劑服四十餘貼而愈醫案

婦人瘧疾脉伏經斷

浦江洪宅一婦人病瘧間兩日而發飲食絶少經脉不行已三月矣召丹溪診其脉兩手並無時正臘月極寒議作虚寒治之遂以四物湯加呉茱萸附子神麯爲丸與之丹溪自以處治未當次早再求診視見其梳粧無異平時言語行步並無怠倦丹溪驚曰前藥誤矣經不行者非無血也爲痰所碍而不行也無脉者非血衰少而脉絶實乃積痰生熱結伏而脉不見爾當作實熱治之遂以三花神祐丸與之旬日後食稍進脉亦稍出一日後六脉俱出但帶微弦瘧尚未愈因謂胃氣既全春深經血自旺便自可愈不必服藥教以淡滋味節飲食之法半月而瘧愈經亦行

矣見上

却慾食淡可以愈瘧

僉憲詹公年近六十禀甚壯味甚厚形甚強色甚蒼春病瘧召予視之知其飫於醲肥者告之曰須却慾食淡調理浹月得大汗乃安公不悅一人從旁曰此易耳數日乃安與劫藥三五貼病退旬日後又大作又與之又退綿延至冬病又未除又來求治余知其久得藥痰亦少惟胃氣未完時天大寒汗未透遂以白术粥和丸與二斤令其遇饑時且未食取一二百丸以熱湯下只與白粥調養盡此藥當大汗而安已而果然如此者甚多但藥畧有加減耳餘論

瘧病不進食

宋無逸餘姚大儒也病瘧瘠損饘粥難下咽六十餘日殆甚滑伯仁聞而往視之脉數兩關上尤弦疾身雖瘠而神則完伯仁曰是積熱居脾且滯於食飲法當下衆疑而難之藥再進而疾去其半復製甘露飲柴胡白虎等劑浹旬起居如故後四歲無逸客昌國病頭面腫赤妨於飲食或進以薑附伯仁爲製清上散火而愈無逸曰向得清凉藥以濟危急否則誤於剛劑矣德之不忘常以語人云

瘧病中滿下利

鄭膏卿毋倪病瘧寒熱嘔涌中滿而痛下利不食年五十餘殊困頓他醫爲清脾氣理中脘不效邀滑撄寧視脉沉而遲撄寧曰是積暑與食伏在痰中當下

之或曰人疲倦若是且下利不食烏可下方擬進參附櫻寧曰脉雖沉遲按之有力雖利而後重下迫不下則積不能去病必不已其弟倪仲權獨是之乃以消滯丸藥微得通利即少快明日復如數服之痰積腸垢盡去向午即思食旋以姜橘參苓淡滲和平飲子調之旬餘乃復見白雲集

辯符呪厭瘧

或曰既瘧本夏傷於暑爲病世有不服藥餌或人與符呪厭之亦止何也曰此夏時天地氣交百物生發濕熱薰蒸禽蟲吐毒之際人因暑熱汗出神氣虛耗感得時間乖戾之氣爲病故與厭之亦止若移精變氣之謂也然古人稱瘧不得爲脾寒者正恐人專於

温脾之説不明造化之源而失病機氣宜之要故也

痢後瘧作爲無陰所致

徐用誠曰一婦人久痢一子亦痢死哭甚數日後痢止瘧作醫與四獸飲之類凡兩月召予視之一日五六作汗如雨無休歇不能起卧食少懶語脉微數予以痢後無陰悲哀傷氣又進濕熱之藥助起旺火正氣愈虚汗既大出無邪可治陰虚陽散將在旦夕豈小劑之所能補令用人參白术各二兩芍藥一兩黄芪一兩半甘草少許作一服濃煎一鍾日服四五次兩日寒熱止

二婦病瘧不同治

二婦同病瘧一者面光澤用誠以濕在氣分非汗不解兩發汗出而愈一者面赤黑色用誠以暑傷血分

用四物湯加辛苦寒之劑二日發唇瘡而愈臨病處治其可執一乎並王機徵義

論瘧藥

趙以德云嘗究本草知母草菓常山甘草烏梅檳榔川山甲皆言治瘧集以成方者爲知母性寒入足陽明藥將用治陽明獨盛之火熱使其退就太陰也草菓性温燥治足太陰獨盛之寒使其退就陽明也二經合和則無陰陽交錯之變是爲君藥也常山主寒熱瘧吐胸中痰結是爲臣藥也甘草和諸藥烏梅去痰檳榔除痰癖破滯氣是佐藥也川山甲者以其穴山而居遇水而入則是出陰入陽穿其經絡於榮分以破暑結之邪爲之使藥也然則此方乃脾胃有鬱

伏痰涎者用之收効若無痰止於暑結榮分獨應是太陰血證而熱者當發脣瘡而愈於此方則無功矣

藥要或問

醫說續編卷第六

醫說續編卷第七

崑山　周恭　輯

痢門

治痢大法

仲景治痢可溫者五法可下者十法或解表或利小便或待其自已區分易治難治極密但與瀉同立論不分學者當辯之初得時元氣未虛必推蕩之此通因通用之法稍久氣虛則不可也赤痢乃自小腸來屬血白痢自大腸來屬氣皆濕熱為本身熱挾外邪者（小柴胡去人參）後重者氣與積鬱墜在下之故當和氣兼升兼消之（木香檳榔之類）腹痛者有肺金之氣鬱在大腸之間以（苦桔梗發之）然後用治痢藥氣用氣藥血用血藥下

血多主食積與熱當凉血活血（用當歸桃仁之類或有用朴硝者）下血又有風邪下陷宜升提之蓋風傷肝肝主血故也腹痛者當用溫散藥如（姜桂）之屬以和之如有熱用（黄芩芍藥）之類初下利腹痛不可用（參朮）雖氣虛胃虛者皆不可用噤口痢胃口熱甚故也（黄連多加人參）煎終日呷之如吐再呷但得一呷下咽便好大孔痛因熱流於下用（檳榔木香黄芩黄連加炒乾姜）下如荳汁者濕也蓋脾胃爲水穀之海無物不受常兼四藏故如五色之相染當先通利此迎而奪之之義如虛者宜審之（心法）

下痢膿血

洛陽一女子年四十六七躭飲無度多食魚蟹攝理之方蔑如也後以飲啖過度蓄毒在藏日夜二三十

利大便與膿血雜下大腸連肛門痛不堪任醫以止血痢藥不效又以腸風藥則益甚蓋腸風有血而無膿凡如此已半年餘氣血漸弱食漸減肌肉漸瘦稍服熱藥則腹愈痛血愈下稍服凉藥即泄注氣羸粥愈減服温平藥則病不知如此將期歲醫告技窮乘命待盡或有人教服人參散病家亦不敢主當謾與服之纔一服知二服減三服膿血皆定自此不十服遂愈後問其方云治大腸風虚飲酒過度挾熱下利膿血疼痛多日不差樗根白皮一兩人參一兩爲末每用二錢七空心以温酒調服如不飲酒以温米飲代忌油膩濕麪熱毒甜物雞猪魚腥等衍義

痢疾脫肛

人有小女患痢脫肛叔權傳得一方用草茶葉一握姜七片令煎服而愈然不知其方所自來也後閱蘇文始知生姜㕮咀煎茶乃東坡治文潞痢方也資生經

痢脉宜沉弱

嘗有一婦人病痢疾越四十日服諸藥不愈召僕診之六脉沉弱大凡下痢之脉宜沉宜弱但服十全大補湯姜棗煎成加白蜜半匙再煎數沸服之愈良方

似痢非痢

又一婦人泄瀉不止似痢非痢似血非血其色如濁酒召予診之則六脉沉絕衆醫用熱藥及丹藥服之則發煩悶僕先用敗毒散加陳米煎次用胃風湯加粟米煎愈

痢疾咳逆

一人痢疾咳逆不止六脉沉弱諸醫用藥灼艾皆無效僕投退陰散兩服愈又嘗治許主簿痢疾咳逆不止服諸藥無效遂灸期門穴不三壯而愈（見上）

食甜瓜偶愈痢

一男子病膿血惡痢痛不可忍忽見水浸甜瓜心酷喜之連皮食數枚膿血皆已人言下痢無正形是何言也人止知痢是虛冷溫之燥之澁之截之此外無術矣豈知風暑火濕燥寒六者皆能爲痢此水浸甜瓜所以效也（儒門事親）

脫肛後作痢

癸卯冬白樞判家一老僕面塵脫色神氣特弱病脫

肛日久服藥未驗復下赤白膿痢作裏急後重白多赤少不任其苦以求治東垣曰此非肉食膏粱必多蔬食或飲食不節天氣雖寒衣蓋猶薄不禁而腸頭脫下者寒也真氣不禁形質不收乃血滑脫也此乃寒滑氣泄不固故形質下脫也當以澁去其脫而除其滑微酸之氣上收以大熱之劑除寒補陽以補氣之藥升陽益氣以訶子皮散主之秘藏

瘧痢併作爲陰陽皆虛

至元己亥廉臺王千戶年四十有五領兵鎮漣水此地卑濕因勞役過度飲食失節至秋深瘧痢併作月餘不愈飲食全減形容羸瘦乘馬轎以歸時已仲冬請予治之具陳其由診得脉弦細而微如蛛絲身體

沉重手足寒逆時復麻痺皮膚痂疥如癘風之狀無力以動心腹痞滿嘔逆不止此皆寒濕爲病久淹真氣衰弱形氣不足病氣亦不足陰陽皆不足也鍼經云陰陽皆虚鍼所不爲灸之所宜内經云損者益之勞者溫之十劑云補可去弱先以理中湯加附子溫養脾胃散寒濕澁可去脱養臓湯加附子固腸胃止瀉利仍灸諸穴以併除之經云府會太倉即中脘也先灸五七壯以溫養脾胃之氣進美飲食次灸氣海百壯生發元氣滋榮百脉充實肌肉復灸足三里胃之合也三七壯引陽氣下交陰分亦助胃氣後灸陽輔二七壯接續陽氣令足脛溫暖散清濕之邪迨月餘病氣去漸平復今累遷侍衛親軍都指揮使精神

不減壯年寶鑑

傷白酒下痢

有老人年七十面白脉弦數獨胃脉沉滑因飲白酒作痢下血痰水膿腹痛小便不利裏急後重以人參白术爲君甘草滑石檳榔木香蒼术最少煎下保和丸二十五丸第二日證減獨小便不利只以益元散服之效

小兒血痢作食積治

一小兒八歲下痢純血作食積治蒼术白术黄芩白芍藥滑石白茯苓甘草陳皮炒神麯煎湯下保和丸

痢後血少腹痛

一婦人痢後血少腹痛用川芎當歸陳皮芍藥右煎

調六一散服之法並心

滯下發吃

丹溪云趙立道年近五十質弱而多怒七月炎暑大饑索飯其家不能急具因大怒兩日後得滯下病口渴自以冷水調生蜜飲之甚快滯下亦漸緩如此者五七日召予視脉稍大不數遂令止蜜水渴時但煎人參白术湯調益元散與之滯下亦漸收七八日後覺倦甚發吃予知其久下而陰虛也令守前藥然滯下尚未止又以鍊蜜飲之如此者三日吃猶未止衆皆尤藥之未當將以姜附飲之予曰補藥效遲附子非補陰者服之必死衆曰冷水飲多得無寒乎予曰炎暑如此飲凉非寒勿多疑待藥力到當自止又四

日而吃止滯下亦安

又

陳宅仁年近七十厚味人也有久喘病而作止不常新秋患滯下食太減至五七日後吃作予視脉皆大豁衆以爲難予曰形瘦者尚可爲以人參白术湯下大補丸以補血至七日而安此二人者虛之爲也

痢而健食宜禁

周其姓者形色俱實患痢善食而易饑大嚼不擇者五日矣予責之曰病中當調補自養豈可滋味戕賊遂教之只用熟蘿蔔喫粥且少與調治半月安並餘論

滯下爲憂慮所致

予從叔年踰五十夏間患滯下病腹微痛所下褐色

後重煩併穀食大減時有微熱察其脉皆弦而澁似數而稍長都喜不甚浮大兩手相等視其神氣大減予曰此滯下憂慮所致心血虧脾氣弱耳遂以參术爲君當歸陳皮爲臣川芎炒芍藥茯苓爲佐使時暄熱甚加少黄連兩月而安

滯下爲醉飽後食所致

梅長官年三十餘奉養厚者夏秋間患滯下腹大痛有人教服單煑乾薑與一貼則痛定少頃又作又與之定由是服乾姜至三觔一日視之左脉弦而稍大似數右脉弦而大稍減亦似數重取之似緊予曰此必醉飽後喫寒凉太過當作虚寒治之因其多服乾薑遂教用四物湯去地黄加人參白术陳皮酒紅花

茯苓桃仁煎入生姜汁飲之至一月而安

陰虚下利

金氏婦年近四十秋初尚熱患滯下腹但隱痛夜重於晝全不得睡食亦稍减口乾不飲已服治利靈砂二貼矣予視之兩手脉皆澁且不勻神思倦甚飲食全減因與四物湯倍加白术爲君以陳皮佐之與十數貼而安已上併此三病若因其逼迫而用峻劑豈不悞人耶並發揮

養胃氣治痢下

葉先生患滯下後甚重正合承氣湯證予曰氣口虚形雖實而面黃稍白此必平昔食過飽而傷胃也寧忍一兩日辛苦遂與人參白术陳皮芍藥等補劑十

餘貼三日後胃氣稍充與承氣湯兩貼而安苟不先補完胃氣之傷而遽行承氣吾恐病完之後寧免瘦憊乎（餘論）

按葉先生名儀嘗與丹溪俱從白雲許先生學其記病云歲癸酉秋八月既望予病滯下痛作絕不食飲既而困憊臥于牀至不能溷乃以衽席及薦闕其中而聽其自下焉時朱彥脩氏客城中以友生之好日過視予飲予藥予病不省何藥但日服而病日增朋遊知醫者譁然竊議曰藥以去疾服藥而病增何也彥脩氏聞之曰噫此豈諸賢所能知哉浹旬病滋益甚痰窒咽如絮呻吟聲達保伍亘晝夜私自虞此疾不可爲也夜與二子訣二子

哭道路相傳謂子死矣彥脩氏聞之曰吁此必傳者之妄也翼日天甫明來視子脉煮小承氣湯飲子藥下咽覺所苦者自上下凡一再行意冷然如是一日而問粥又如是一日而問肉又如是一日而語言如常時朋游竊議者來過彥脩在焉或起而問曰先生之治此證異他人之治幸教之彥脩氏曰此證揆厥所由以其人日與吹吹者接言恒多多言者中氣虛虛用補又其人務竟已事恒失之饑而傷於飽傷於飽其流爲積積之久爲此證夫以滯下之證謂宜去其舊而新是圖而我投之以補劑渠用是安得不日以劇然非浹旬之補則誰敢下之於一朝哉彼務止之者其積畱中固常

常者之術有如務去積而不知中氣虚當以補爲先者又豈吾之治法哉雖然補未至而下則病者未能當下劑補已至而弗下則病者又不能當藥之補匪急匪徐其間不能以髮噫微乎哉諸賢臨此證幸察識而慎焉衆乃歛衽而服且謝曰謹受教本集

兩人同痢生死斷

鄧千戸二婢子八月間同患滯下滑伯仁至診視一婢脉鼓急大熱喘悶曰此必死一婢脉洪大而虚軟微熱而小便利曰此可治即下之已而調以苦温苦堅之劑果一死一瘉白雲集

噤口痢方

陳慶長知縣名祖永云頃守官南康其子年十歲患噤口痢水漿不入者數日惟能進藥同官家有方書載一治法試用之一服而痢稍疎三服遂索粥飲頓食半盞許自是痢止而安其法用乾山藥一半炒黃色一半生用研爲細末米飲調下

血痢

王是齋云張叔潛祕書知劒州時其閤中病血痢一醫者用合成平胃散秤一兩入川續斷末二錢半拌匀每服二錢水一盞煎至七分服愈紹熙壬子會稽時行痢疾叔潛之子爲人說服之亦驗小兒病親實服作效

椿子治痢

泊宅編云姚祐自殿監遷八座母夫人病痢諸藥不效令李昂筮軌革有真人指靈草之語一日登對上訝其色悴具以實奏詔賜一散子數服而愈仍喻只炒椿子熟末之飲下余檢本草椿莢主大便下血今處處有之夏中生莢樗之有花者無莢有莢者無花常生臭樗上未見椿上有莢者然世俗不辯椿樗之異故俗中名此爲椿莢其實樗莢耳注云樗皮主疳痢日華子云樗皮溫無毒止瀉及腸風入藥時用蜜炙藥性論云樗白皮使味苦微熱無毒能治赤白痢腸滑痔疾瀉血不住取白皮一握倉粳米五十粒葱白一握甘草三寸炙豉兩合以水一升煮取半升頓服之小兒量大小服枝葉與皮功用皆同並百乙方

姙娠下痢

姙娠下痢赤白絞刺疼痛服雞黃散用雞子一箇烏者尤妙就頭作竅傾出清留黃用黃丹一錢入前雞子殼内打令黃勻以厚紙裹黃泥固濟火上煨取焙乾爲末服二錢米飲調下一服愈者是男兩服愈者是女奇效得效方

泄瀉門

論泄瀉分治用藥法

世俗類用澀藥治痢與瀉若積久而虛者或可用之而初得者必變他證爲禍不小殊不知多因於濕惟分利小水最是長策濕者燥濕宜滲泄之四苓散等加蒼朮白朮甚者二朮俱炒氣虛者用人參白朮白芍藥炒升麻火者宜伐火利小

水用黄芩木通入四苓散痰者宜豁之用海石青黛黄芩神麴作糊丸或用吐法已上諸藥或丸或散服之食積者宜消導疎滌之神麴或大黄等水多者仍用五苓散脾泄者當大補脾氣而健運之常陰虛而腎不能司禁固之權者峻補其腎痰積在肺致其所合大腸之氣不固者湧出上焦之痰則肺氣降下而太腸之虛自復憂思入脾氣結而不能升舉陷入下焦而泄瀉者開其鬱結補其脾胃而使穀氣升發也　戴原理云凡瀉水而腹不痛者是濕飲食入胃不住完穀不化者是氣虛腹痛瀉水腹鳴痛一陣瀉一陣者是火或瀉或不瀉或多或少是痰腹痛甚而瀉瀉後痛減者是食積心法

腎泄

一親毋五更初必溏利一次者數月有人云此名腎泄腎感陰氣而然服五味子散愈其方用五味子二兩吳茱萸半兩細粒綠色者並炒香熟爲末每服二錢陳米飲下

肝腎虛病泄

趙府博與輔婺州人也宜人病泄瀉不止如附子木香呵子肉荳蔻龍骨等藥及諸丹服之皆無效陳良甫診之云是肝腎脉虛弱此肝腎虛也府博云其說見在何經良甫曰諸方論泄利止是言脾胃病不過謂風冷濕毒之所侵入及飲食傷滯遇腸虛則泄利而不知肝腎氣虛亦能爲泄利古書所載甚明不可不辯經曰泄利前後不止腎虛也又諸厥固泄皆屬

于下下謂下焦肝腎之氣分也門戶束要肝之氣也守司於下腎之氣也肝氣厥而上行不能禁固而泄利腎爲胃關門戶不要故倉廩不藏也若病泄利其源或出於此而專以脾胃藥治之則謬固千里矣遂服木香散數服而愈（良方）

灸溏洩

舊傳有人年老而顔如童子者蓋每歲以鼠糞灸臍中神闕穴一壯故也予常久患溏利一夕灸三七壯則次日不如厠連數夕灸則數日不如厠足見經言主泄利不止之驗也又予年踰壯覺左手足無力偶灸此而愈（資生經）

熱氣在下則生飡泄

昔人有病此者腹中雷鳴泄注米穀不分小便澁滞皆曰脾胃虚寒故耳用荳蔻烏梅罌粟乾薑附子曾無一效中脘臍下灸已數千壯熱轉甚小溲涸竭瘦削無力飲食減少命子和治之以謂陰陽應象論曰熱氣在下水穀不分化生飧泄寒氣在上則生䐜脹而氣不散者何也陰靜而陽動故也診其兩手脉息俱浮大而長身表微熱用桂枝麻黄湯以姜棗煎大劑連進三服汗出終日至旦而愈次以胃風湯和平藏府調養陰陽食進病愈

洞泄寒中證

昔睢陽府判趙顯之病虚羸泄瀉褐色乃洞泄寒中證也每聞大黄氣味即泄注子和診之兩手脉沉而

歎令灸分水穴一百餘壯次服桂苓甘露飲胃風湯白术丸等藥不數日而愈

口瘡滑泄

相臺監酒岳成之病虚滑泄日夜不止腸鳴而口瘡俗呼爲心勞口瘡三年不愈子和以長流水同薑棗煎五苓散五七錢空心使服之以治其下以宣黄連白茯苓去皮二味各等分爲末以白麵糊爲丸食後温水下三五十丸以治其上百日而愈

奇治洞泄

子和云昔聞山東楊先生者治府主洞泄不已楊初未對病人與衆人談日月星辰纒度及風雲雷雨之變自辰至未而病者聽之而忘其圊楊肯曰治洞泄

不已之人先問其所慧之事好棋者與之棋好樂者與之笙笛勿輟

飧泄

趙明之米穀不消腹作雷鳴自五月至六月不愈諸醫以爲脾受大寒故併與聖散子荳蔻丸雖止一二日藥力盡而復作諸醫不知藥之非反責明之不忌口戴人至而笑曰春傷於風夏必飧泄飧泄者米穀不化而直過下出也又曰米穀不化熱氣在下久風入中中者脾胃也風屬甲乙脾胃屬戊巳甲乙能克戊巳腸中有風故鳴經曰歲木太過風氣流行脾土受邪民病飧泄診其兩手脉皆浮數爲病在表也可汁之直斷曰風隨汗出以火二盆暗置牀下不令病

人見火恐憎其熱給之入室使服漏劑以麻黃投之乃閉其戶從外鎖之汗出如洗待一時許開戶減火一半須臾汗止泄亦止

滑泄乾嘔屬少陽

麻先生妻當七月間病藏府滑泄以去濕降火之藥治之少愈後腹脹及乳痛狀如吹乳頭重壯熱面如渥丹寒熱往來嗌乾嘔逆胸脇痛不能轉側耳鳴食不可下又復瀉先生欲瀉其火藏府已滑泄數日矣欲以溫劑止利又奈上焦已熱實不得其法使人就諸葛寺禮請戴人比及戴人至因檢劉河間方惟益元散正對此證能降火解表止渴利小溲定利安神以青黛薄荷末調二升置之枕布使作數次服之夜

半偏身出冷汗如洗元覺足冷如冰至此足大暖頭頸輕肌凉痛減嘔定利止及戴人至先生告之巳解戴人曰益元固宜此是少陽證也能使人寒熱偏劇他證縱有寒熱亦不至甚既熱而有利不欲再下何不以黄連解毒湯服之乃令診脉戴人曰娘子病來必常欲痛哭爲快否婦曰實欲如此予亦不知所謂戴人曰少陽相火凌爍肺金金受屈制無所投告肺主悲但欲痛哭而爲快也麻先生曰余家諸親無不敬服脉初洪數有力自服益元散後巳平又聞戴人之言便以當歸芍藥以解毒湯中味數服之大瘥矣

痰積泄瀉

古郾一講僧病泄瀉數年丁香荳蔻乾薑附子官桂

烏梅等燥藥燔鍼燒臍焫腕無有闕者一日發昏不省檀那賵紙者盈門戴人診兩手脉沉而有力脉訣云下利微小者生脉洪浮大者難痊以瓜蒂散涌之出寒痰數升又以無憂散泄其虛中之積及燥糞僅盈斗次以白朮調中湯五苓散益元散調理數日僧已起矣非術精識明誰敢負荷如此

洞泄爲謀慮所致

一講僧顯德明初聞家遭兵革心氣不足又爲寇賊所驚得藏府不調後入京不伏水土又得心氣以至危篤前後三年八仙丸鹿茸丸燒肝散皆服之不效乃求藥于戴人戴人曰此洞泄也以謀慮久不決而成肝主謀慮甚則乘脾久思則脾濕下流乃上涌痰

半盆末後有血數點肝藏血故也又以舟車丸濬川散下數行仍使澡浴出汗自爾日勝一日常以胃風湯白朮散調養之一月而強實復故矣

瀉利惡寒

東門一男子病瀉利不止腹鳴如雷不敢冷坐坐則下注如傾諸醫例斷爲寒證乾薑官桂丁香荳蔻之屬枯礬龍骨皆服之矣何鍼不燔何艾不炷遷延將二十載一日問于戴人戴人曰兩手寸脉皆滑余不以爲寒然其所以寒者水也以茶調散湧寒水五七升無憂散泄積水數十行乃通因通用之法也次以五苓散淡劑滲泄利之又以甘露散止渴不數日而冷食寒飲皆如故此法王啓玄稔言之矣奈無人用

之哉

不忌口愈泄

一男子病泄十餘年荳蔻阿膠訶子龍骨烏梅枯礬皆用之矣中脘臍下三里歲歲灸之皮肉皺槁神昏足腫泄如泔水日夜無度戴人診其脉兩手沉且微曰生也病人忽曰羊肝生可食乎戴人應聲曰羊肝止泄尤宜服病人悦而食一小盞許可以漿粥送之病人飲粥數口幾半升續又食羊肝生一盞許次日泄減六分如此月餘而安此皆忌口太過之罪也並儒門事親

按東垣云雖立食禁法若可食之物一切禁之則胃氣失所養也亦當從權而食之以滋胃也

體重泄瀉

予病脾胃久衰視聽半失此陰氣乘陽而上氣短精神不足且脉弦皆陽氣衰弱伏匿於陰中故耳癸卯歲六七月間霖雨陰寒踰月不止時人多病泄利乃濕多成五泄故也一日體重肢節疼痛大便泄併下者三而小便祕塞默思内經有云在下者引而竭之是先利小便也又云諸瀉而小便不利者先分利之又云治濕不利小便非其治也法當利小便必用淡滲之劑以利之是其法也噫聖人之法雖布在方策其不盡者可以意求今客邪寒濕之勝自外入裏而甚暴若以淡滲之劑利之病雖即已是降之又降復益其陰而重竭其陽則陽氣愈削而精神愈短陰重

強而陽重衰也唯以升陽之藥是爲宜耳用羌活獨活升麻各一錢防風炙甘草各半錢右㕮咀水四盞煎至一盞熱服乃愈大法云寒濕之勝助風以平之又曰下者舉之此得陽氣升騰故愈是因曲而爲之直也夫聖人之法可以類推舉一而知百矣發明

完穀不化灸之不發

國信副使覃郎中年四十九歲元至正丙寅春病臍腹冷疼完穀不化足胻寒而逆皮膚不仁精神困弱診其脉沉細而微遂投以大熱甘辛之劑及灸氣海百壯三里二穴各三七壯陽輔各二七壯三日後以葱熨灸瘡皆不發復灸前穴依前壯數亦不發十日後瘡亦更不作膿瘡口皆乾癸丑歲予隨朝承應冬

屯於瓜忽都地面學鍼於竇子聲先生因詢穴腧曰凡用鍼者氣不至而不效灸之亦不發大抵本氣空虛不能作膿失其所養故也更加不慎邪氣加之病必不退異日因語鍼灸科忽教授亦以爲然戊辰春副使除益都府判到任未幾時風疾半身麻木自汗惡風妄喜笑又多健忘語言微澀醫以續命湯復發其汗津液重竭其證愈甚因求醫還家日久神氣昏憒形容羸瘦飲食無味便溺遺失扶而後起屢易醫藥皆不能效因思內經云陽氣者若天與日失其所則折壽而不彰今因此病而知子聲先生之言矣或曰副使肥甘足於口輕暖足於體使令足於前所言無不如意君言失其所養何也予曰汝言所養養口

體者也予論所養養性命者也且單氏壯年得志不知所養之正務快於心精神耗散血氣空虛因致此疾靈樞云人年十歲五藏始定血氣已通其氣在下故好走二十歲血氣始盛肌肉方長故好趨三十歲五藏大定肌肉堅血氣盛滿故好步四十歲五藏六府十二經脉皆大盛以平定腠理始疏華容頹落髮頗斑白平盛不搖故好坐五十歲肝氣始衰肝葉始薄膽汁始減目始不明六十歲心氣始衰善憂悲血氣懈惰故好臥七十歲脾氣始衰皮膚已枯八十歲肺氣衰魂魄散離故言善誤九十歲腎氣焦藏枯經脉空虛百歲五藏皆虛神氣皆去形骸獨居而終矣蓋精神有限嗜慾無窮輕喪性命一失難復其單氏

之謂歟

自利完穀骭寒治驗

征南副元帥大忒木兒年六旬有八戊午秋征南予從之過楊州十里時仲冬病自利完穀不化臍腹冷疼足骭寒以手搔之不知痛痒燒石以熨之亦不得暖予診之脉沉細而微予思之年高氣弱深入敵境軍事煩冗朝暮形寒飲食失節多飲乳酪履于卑濕陽不能外固由是清濕襲虛病起於下故骭寒而逆内經云感於寒而受病微則爲咳盛則爲泄爲痛此寒濕相合而爲病也法當急退寒濕之邪峻補其陽非灸不能病已先以大艾炷於氣海灸百壯補下焦陽虛次灸三里二穴各三七壯治胻寒而逆且接引

陽氣下行又灸三陰交二穴以散足受寒濕之邪遂處方云寒淫所勝治以辛熱濕淫于外平以苦熱以苦發之以附子大辛熱助陽退陰溫經散寒故以爲君乾姜官桂大熱辛甘亦除寒濕白术半夏苦辛溫而燥脾濕故以爲臣人參草豆蔻炙甘草甘辛大溫溫中益氣生姜大辛溫能散清濕之邪葱白辛溫以通上焦陽氣故以爲佐又云補下治下制以急急則氣味厚故大作劑服之不數服瀉止痛減足胻漸溫調其飲食逾十日平復明年秋過襄陽值霖雨閱旬餘前證復作依前灸添陽輔各灸三七壯再以前藥投之數服良愈方名加減白通湯並寶鑑

瀉利爲大氣下脫

黃子厚者江西人也精醫術鄰郡一富翁病泄瀉彌年禮致子厚診療浹旬莫效子厚曰予未得其説求歸一日讀易至乾卦天行健朱子有曰天之氣運轉不息故閣得地在中間如人弄椀珠只運動不住故在空中不墜少有息則墜矣因悟向者富翁之病乃氣不能舉爲下脱也又作字持水滴吸水初以大指按滴上竅則水滿筒放其按則水下溜無餘乃豁然悟曰吾可治翁證矣即治裝往翁家驚喜至即爲治艾灸百會穴未三四十壯泄瀉止矣白雲集

按諸經中無百會治泄瀉止云治小兒脱肛蓋脱字是墜落之名元氣不舉之義也陰陽書云人身有四穴最急應四百四病皆能治之百會蓋其一

也夫百會屬督脉居頂巔爲天之中是主一身之氣也元氣下脫脾胃無憑所以泄瀉是謂閣不得地經云下者上之所以灸百會愈者使天之氣復健行而脾土得以憑之耳銅人經謂百會灸脫肛其義一也又名爲天滿是天之氣不可不滿也予厚讀易不思内經黄帝問岐伯曰地之爲下否乎岐伯曰地爲人之下太虚之中者也帝曰憑乎岐伯曰大氣舉之也此言何異於易孫思邈曰不讀易不足以言太醫信不誣矣

積痰成瀉

丹溪云叔祖年七十禀甚壯形甚瘦夏末患泄利至秋深百方不效病雖久而神不悴小便澀少而不赤

兩手脉俱澀而頗弦自言膈微悶食亦減此必多年沉積僻在腸胃詢其平生喜食何物曰我喜食鯉魚三年無一日鈌予曰積痰在肺肺為大腸之藏宜太腸之本不固也當與澄其源則流自清以茱萸青葱陳皮蘆菔根姜煎濃湯和以砂糖飲一桄許自以指探喉中至半時吐痰半升許如膠是夜減半次早又飲又吐痰半升而利止又與平胃散加白朮黃連旬日十餘貼而安治法

下利完穀由肝風傳脾所致

帥府從事帖木失爾病下利完穀衆醫咸謂洞泄寒中日服四逆理中輩彌劇呂翁診其脉兩尺寸俱弦長右關浮於左關一倍其目外眥如草滋蓋知肝風

傳脾因成飧泄非藏寒所致飲以小續命湯損麻黄加术三五升利止續命非止利藥飲不終劑而利止者以從本治故也

飧泄爲驚風所致

御史王彥芳内子病飧泄彌年衆醫皆謂休息痢瘵以苦堅辛燥之劑弗效呂翁診其脉當秋半雙弦而浮即告之曰夫人之病蓋由驚風非飲食勞倦所致也以肝主驚故虚風自甚因乘脾而成泄當金氣正隆尚爾至明春則病將益加法當平木太過扶土之不及其泄自止夫人曰儂寓南閩時平章燕公以銅符密授御史俾出入自如吾兒闟闟玩弄久之遂失去平章一日追符甚急儂心懼焉由是疾作公指爲

驚風信然乃用黃犉（而純切黃牛黑唇也）牛肝和以攻風健脾之劑服之踰月泄止

久瀉見風輒仆

南臺治書郭公久患泄瀉惡寒見風輒仆日臥密室以氈蒙其首爇炭助之出語呷呷如嬰兒諸醫皆作沉寒痼冷治屢進丹附不時驗項彥章診其脉告曰此脾伏火邪濕熱下流非寒也法當升陽散火以逐其濕乃煑升麻柴胡澤瀉羌活等劑而繼以神芎丸郭曰予苦久泄今復利之恐非治也彥章曰公之六脉浮濡而弱且微數濡者濕也數者脾有伏火也病由濕熱而且加之以熱劑非苦寒逐之不可法曰通因通用吾有所試矣頃之利如木屑者五四出即蒙

者之竈去次去熾炭病旋已並九靈山房集

洞泄厥逆胃脘痛

方明禮內人盛暑病洞泄厥逆惡寒胃脘當心而痛自腹引脇轉爲滯下嘔噦不入人以中暑霍亂療之益劇滑伯仁診其脉三部俱微短沉弱不應呼吸曰此陰寒極矣不亟溫之則無生理內經雖曰用熱遠熱又曰有假其氣則無禁也於是以薑附溫劑三四進間以丹藥脉稍有力厥逆漸退更服薑附七日衆證悉去遂以丸藥除其滯下而藏府自安矣白雲集

嘔吐門

嘔吐分上中下三脘

趙良仁曰夫陰陽氣血隨處有定分獨脾胃得之則

法天地人而三才之道備故胃有上中下三脘上脘法天爲陽下脘法地爲陰中脘法氣交之分陽清而陰濁故陽所司者氣陰所司者血然陽中亦有陰陰中亦有陽於是上脘氣多血少則體乾道之變化動也下脘血多氣少則體坤道之資生靜也中脘氣血相半故運上下動靜升降之氣行由是物之入胃又從其類聚水飲者物之清穀食者物之濁然清中有濁濁中有清故飲之清者必先上輸於司氣之肺而後四布爲津爲液清中之濁者則下輸膀胱爲便溺出焉食之清者亦必先濡精於司血之心肝以養筋骨經脉更化榮衛流注百骸濁之濁者則自下脘變糟粕傳送下大腸出焉若邪在上脘之陽則氣停氣

停則水積故飲之清濁溷亂則穀化爲痰爲飲爲涎爲唾變而成嘔邪在下脘之陰則血滯血滯則穀不消故食之清濁不分而爲噎塞爲痞滿爲痛爲脹變而成吐邪在中脘之氣交者盡有二脘之病是故嘔從氣病法天之陽動而有聲與食俱出猶雷震必雨注也吐從血病法地之陰靜而無聲與食俱出象萬物之吐出于地也氣血俱病法陰陽之氣交則嘔吐並作飲食皆出然在上脘非不吐食也設陽中之陰亦病則食入即吐不得納于胃也非若中脘之食已而後吐下脘之食久而方出其下脘非不嘔也設陰中之陽亦病則吐與嘔齊作然嘔少於吐不若上脘之嘔多於吐也藥要或問

論嘔吐所因

劉河間論嘔者火氣炎上此特一端耳大抵嘔吐噦當分氣血多少而治有痰隔中焦食不得下者有氣逆者有寒氣鬱於胃中者有食滯心肺之分不得下而反出者然胃中有火與痰而致嘔者多又有久病嘔者此胃虛不納穀也宜生薑人參黃芪白朮香附之類凡病人欲吐者切不可下之逆故也治法

病後嘔吐

胃熱嘔吐者手足心熱政和中一宗人病傷寒得汗身涼數日忽嘔吐藥與飲食俱不下醫者皆進丁香藿香滑石等藥下咽即吐予曰此證汗後餘熱留胃脘孫兆竹茹湯正相當爾亟治藥與之即時愈旋

關格

有婦人病吐逆大小便不通煩亂四肢冷漸無脉息一日半與大承氣湯兩劑至夜半漸得大便通脉漸生翌日乃安此關格之病極難治醫者當謹審也經曰關則吐逆格則小便不通如此亦有不得大便者

衍義

憂抑致嘔逆

栢亭王論夫本因喪子憂抑不思飲食醫者不察以爲胃冷血寒之劑盡用病變嘔逆而瘦求治于戴人一再湧泄而愈歸家忘其禁忌病復作大小便俱秘臍腹撮痛嘔吐不食十日大小便不通十有三日復問戴人戴人曰令先食葵羹菠菱菜猪羊血以潤燥

開結次與導飲丸二百餘粒大下結糞又令恣意飲冰水數升繼搜風丸桂苓白术散以調之食後服導飲丸三十餘粒不數日前後皆通痛止嘔定食進戴人臨别又留潤腸丸以防復結又留滌腸散大便祕則用之凡服大黄牽牛四十餘日方瘳論夫因嘆曰向使又服向日熱藥已非今日人矣一僧問戴人云腸者暢也不暢何以此一句儘多儒門事親

按子和之醫大抵此法行之耳丹溪云凡病人欲吐者切不可下之逆故也縱使二便復祕可行疎通亦中病而止然後養其氣血潤其腸胃庶乎標本之治何乃羸瘠之人服大黄牽牛四十餘日方瘳豈理也哉違聖人之法以欺後世恐非子和之

筆也孟子謂盡信書不如無書學者詳之

噦爲胃熱所致

餘姚州守郭文煜病噦十餘日州之以醫名者畢至悉以附子丁香等劑療之益甚呂元膺切其脉陽明大而長右口之陽數而躁因告之曰公之噦即古之欬逆由胃熱而致或者失察而反助其熱悞矣飲以竹茹湯未終劑噦止

嗜飲燒酒病嘔吐

建康萬夫長廉君病項彥章診之曰病當噦作聲食入即出而後溲不利廉曰然乎平生所嗜獨燒酒彥章即治葛花解醒加黃芩飲二升而勢減衆醫以藥性過寒交沮之彥章既論不協辭去即嘆曰實實而

虛虛過二月當入鬼録矣果如其言彦章所以知廉之病者切其脉細數而且滑諸數爲熱滑爲嘔爲胃有物酒性大毒大熱而反以熱劑加之是火其火也且洩秘爲陽結今皆反治故二月死也並九靈山房集

嘔逆煩懣

夏思忠病胸膈脹痛心怔忡嘔逆煩懣不食情思悃悃不暫安目䀮䀮無所睹滑伯仁視之六脉皆結澁不調無復參伍怪之既徐而察之其人機深憂思太過加之脾胃內傷積爲痰涎鬱于上膈然也素問云思則氣結又云陰氣者靜則神藏躁則消亡飲食自倍腸胃乃傷其是之謂乎爲製祛順丸服之旋服平和思忠曰吾疾諸治罔效始以爲天下無藥茲服君

袪順丸乃知天下有藥矣白雲集

霍亂門

霍亂治法

見成吐瀉不徹者還用吐提其氣起二陳湯加減亦可或樟木濃煎湯吐亦可霍亂脉多伏或絶若轉筋不住男子以手挽其陰女子以手牽乳近兩邊此千金妙法也　乾霍亂大法吐與發汗亦不妨此係内有所傷外爲邪氣所逼有用吐法者則兼發散之義有用温藥解散者其法不用凉藥以二陳湯加解散藥川芎蒼朮防風白芷等劑以鹽湯吐之尤妙又法就脚腕横紋中間有紫處刺出血即安此名委中穴也大抵非因鬼邪皆是飲食此前人之確論蓋由陽

不升陰不降乖隔而成霍亂切不可與米湯飲立死。

治法

霍亂吐瀉生死説

泰和間予親見陳下廣濟禪院其主僧病霍亂一方士用附子一枚及兩者乾薑一兩炮水一椀同煎放冷服服訖嘔血而死頃合流鎮李彥甫中夜忽作吐瀉自取理中丸而服之醫者至以爲有食積用巴豆下之三五丸藥亦不動至明而死可不哀哉遂平李仲安携一僕一佃客至郾城夜宿邵輔之書齋中是夜僕逃仲安覺其時也騎馬與佃客往臨潁急追之時七月天大熱炎風如箭埃塵亘天至辰時而還曾不及三時往返百二十里既不獲其人復宿於邵氏

齋忽夜間聞呻呼之聲但言救我不知其誰也執火尋之乃仲安之佃客也上吐下瀉目上視而不下胸脇痛不可動摇口欠而脱白四肢厥冷此正風濕暍三者俱合之證也其壻曾聞子和言乃取六一散以新汲水剉生薑而調之頓服半升其人復吐乃再調半升而令徐服之良久方息至明又飲數服遂能調養三日平復而去嗚呼若此三人其生死豈不如反掌哉彼世醫往往謂六一散治得甚病此無學之輩也可勝恨哉儒門事親

中暑霍亂

提學侍其公年七十九歲至元丙寅六月初四日中暑毒霍亂吐利昏冒終日不省人事時夜方半請予

治之診其脈洪大而有力一息七八至頭熱如火足寒如冰半身不遂牙關緊急因思内經五亂篇中云清氣在陰濁氣在陽營氣順脈胃氣逆行亂於胸中是謂大悗云云亂於腸胃則爲霍亂於是霍亂之名自此而生蓋因年高氣弱不任暑氣陽不維陰則瀉陰不維陽則吐陰陽不相維則既吐且瀉矣前賢見寒多以理中丸熱多以五苓散爲定法治之今暑氣極盛陽明得時況因動而得之中暍明矣非甘辛大寒之劑則不能瀉其暑熱墮浮溜之火而安神明也遂以甘露散甘辛大寒瀉熱補氣加白茯苓以分陰陽約重一兩冰水調灌漸漸省事而諸證悉去後慎言語節飲食三日以參术調中湯之劑增減服之理

正氣逾十日後方平復

内傷霍亂

戊午春攻襄陽回住夏曹州界有蒙古百戶昔良海因食酒肉飲潼乳得霍亂吐瀉從朝至午精神昏憒以困急來請予視之脉得浮數按之無力所傷之物已出矣即以新汲水調桂苓白术散徐徐服之稍安又於墻陰掘地一穴約二尺許貯以新汲水在内攪動一時澄定名曰地漿用清者一盞再調服之漸漸氣調吐利遂止至夜安眠翌日微燥渴却以錢氏白术散時時服之良愈或問用地漿者何也予曰坤爲地地屬陰土平曰靜順感至陰之氣又於墻陰貯以新水取重陰之氣也陰中之陰能瀉陽中之陽今霍

亂因暑熱内傷得之故痺論云陰氣者靜則神藏躁則消亡又加以暑熱七神迷亂非至陰之氣則不愈予用之者此也或曰内經福萬世之書豈不信然並寶鑑

醫説續編卷第七

醫説續編卷第八

崑山　周恭　輯

痰飲門

論痰爲病用藥主治法

痰之爲物在人身隨氣升降無處不到世所不知百病中多有兼此者世所不識而身之上中下結塊不紅不痛不作膿皆是痰注也問其平日好食何物吐下後用相制之藥消之二陳湯去痰散鬱一身痰都能管如要在下加下引藥要在上加上引藥故治痰用利藥過多如滚痰丸之類必致脾氣下虚則痰反易生而多矣不可不知濕痰用白术蒼术寒痰用半夏熱痰用青黛黄連黄芩食積痰用神麯麥蘗山査諸消食積藥皆可用老

痰用海石半夏瓜蔞香附五倍子痰在經絡中非吐不可出吐法中就有發散之義痰在腸胃間可下而愈氣實痰熱結吐難得出或塊或咯不出氣滯難治在膈上或膠固稠濁者必用吐出之雖瀉亦不去凡實脾土燥脾濕是治痰之本法又痰飲成窠囊用蒼术行之極效

治法

留飲

子和曰昔人病留飲者數十年不愈予診之左手脉三部皆微而小右手脉三部皆滑而大微小爲寒滑大爲燥予以瓜蔕散涌其寒痰數升汗出如沃次以導水禹功去腸中燥垢亦數升其人半愈然後以淡劑流其餘蘊以降火之劑開其胃口不踰月而痊

風痰

常仲明之子自四歲得風痰疾至十五歲轉甚每月發一兩次發必頭痛痛則擊數百拳出黄緑涎一兩盞方已比年發益頻目見黒花發則昏不知人三四日方省諸醫皆用南星半夏化痰之藥終無一效偶遇戴人於㶏水之南鄉戴人以雙解散發汗次以苦劑吐痰病去八九續以分劑平調自春至秋如此數次方獲全愈

寒痰聚腹如斗

一婦人心下臍上結硬如斗按之如石人皆作病胎鍼灸毒藥禱祈無數如捕風然一日戴人見之曰此寒痰診其兩手寸脉皆沉非寒痰而何以瓜蔕散吐

之連吐六七升其塊立消過半俟數日後再吐之其涎沫類雞黃腥臭特殊約二三升凡如此者三後以人參調中湯五苓散調之腹已平矣

停飲

一婦從年少時因大哭罷痛飲冰水困臥水停心下漸發痛悶醫氏咸以爲冷積治之以温熱劑及禁食冷物一聞茶氣病輒內作如此數年燎針燒艾創孔數千十餘年後小便赤黃大便閉悶兩目加昏積水轉甚流於兩脇世謂水癖或謂支飲硇砂稜茂攻磨之藥竟施之矣食日衰積日茂上至鳩尾旁至兩脇及臍下但發之時按之如水聲心腹結硬手不可近向者發稀近者月作五七次甚則欲死諸藥皆厭二

十餘年求戴人發藥診其脉寸口獨沉而遲此胸中有痰先以瓜蒂散湧痰五七升不數日再越痰水及斗又數日上湧數升凡三湧三下汗如水者亦三其積皆去以流濕飲之藥調之月餘大瘥並儒門事親

風痰治驗

參政楊公七旬有二宿有風痰於至元戊辰春忽患頭旋眼黑目不見物心神煩亂兀兀欲吐復不吐心中如懊憹之狀頭偏痛微腫面赤色腮頰亦赤色足胻冷命予治之予料之此少壯之時喜飲酒久積濕熱于內風痰內作上熱下寒是陽不得交通否之象也經云治熱以寒雖良工不敢廢其繩墨而更其道也然而病有遠近治有輕重參政今年高氣弱上熱

雖盛豈敢用寒涼之劑損其脾胃經云熱則疾之又云高巔之上射而取之予以三稜針約二十餘處刺之其血紫黑如露珠之狀少頃頭目便覺清利諸證悉減遂處方云眼黑頭旋虛風内作非天麻不能除天麻苗謂之定風草此草獨不爲風所摇故以爲君頭偏痛者乃少陽也非柴胡黄芩酒製不能治黄連苦寒酒炒以治上熱又爲因用故以爲臣橘皮苦辛温炙甘草甘温補中益氣爲佐生姜半夏辛温能治風痰茯苓甘平利小便導濕熱引而下行故以爲使服之數服邪氣平生氣復而安矣明年春參政除懷孟路揔管以古風一闋見贈云書生暮年私自憐百病交遘憮由痊自知元氣不扶老肝木任縱心火燃

上炎下走不相制一身坐受陰陽偏一月十五疾一作一作數日情惘然心怦怦兮如危弦頭濛濛兮如風船去年臥病幾半載兩耳但覺鳴秋蟬羅君赴召來幽燕與我似有前生緣藥投凉冷恐傷氣聊以砭石加諸巔二十餘刺若風過但見鬱氣上突霏白煙胸懷洒落頭目爽塵坌一濯清冷淵東垣老人醫中仙得君門下爲單傳振枯起怯入三昧倒生廻死居十全方今草野無遺賢姓名已達王階前病瘳報君爲一賦欲使思邈相周旋青囊祕法不可惜要令衰朽終天年寶鑑

痰熱項強

一男子項強不能廻顧動則微痛丹溪診其脉弦而

數實右手爲甚作痰熱客太陽經以二陳湯加黃芩羌活紅花服後二日方愈醫案

過食滑膩成痰患

丹溪曰予事老毋固有愧於古者然毋年逾七旬素多痰飲至此不作節養有道自謂有術只因大便燥結時以新牛乳猪脂和糜粥中進之雖得暫時滑利終是膩物積多次年夏時鬱爲粘痰發爲脇瘡連日作楚寢興隕穫爲之子者置身無地因此苦思而得節養之説時進參术等補胃補血之藥隨天令加減遂得大府不燥面色瑩潔雖覺瘦弱終是無病老境得安職此之由也因成一方用參术爲君牛膝芍藥爲臣陳皮茯苓爲佐春加川芎夏加五味黃芩麥門

冬冬加當歸身倍生薑一日或一貼或二貼聽其小水纔覺短少便進此藥小水之長如舊即是却病捷法（格致餘論）

痰積胸痞一臂偏瘦

丘彥才平居苦胸中憒憒然頭目昏痛欲吐不吐忽忽善忘時一臂偏瘦召攖寧生視之當關以上脈濡而滑按之沉而有力伯仁曰積飲滯痰橫於胸膈蓋得之厚味醴酒肥膩煎炙蓄熱而生濕濕聚而痰涎宿飲皆上甚也王冰云上甚不已吐而奪之法當吐候春日開明如法治之以物撩咽中須臾大吐異色頑痰如膠飴者三四升一二日更吐之三四次則胸中洞爽平復矣（白雲集）

治痰以橘皮爲主

方勺字仁聲嘗著泊宅編論治痰當以橘皮爲主須用真洞庭陳者其方去白取紅一觔甘草鹽各四兩水五椀慢火煑焙乾擣爲細末點服又古方以橘紅四兩炙甘草一兩爲末湯點名二賢湯以治痰極有驗世醫但知用半夏南星枳實茯苓之類何足以語此外舅莫強中服之腹痛利下物數塊如鐵彈子臭不可聞舊苦食後胸滿之疾豁然頓愈

吴仙丹

常子正中丞苦痰飲每啖冷食飽或晴陰節變率用十日一發頭疼背寒嘔吐酸汁即數日伏枕不食如千金大五飲丸之類皆不效宜和初爲順昌司録於

太守蔡公席上得此方服之遂不作每遇飲啖過多腹滿服五七十丸不三兩時便旋已作吳茱萸氣酒飲隨小水而去前後痰藥甚衆無及此者方名吳仙丹用白茯苓吳茱萸湯泡去沫右等分爲末煉蜜如梧桐子大每服三十丸不拘時候熟水吞下酒飲亦可（並集成）

痰氣怔忡

羅成之既得丹溪之學歸隱崇明三沙張太尉士誠患痰氣怔忡諸省醫治療不效迎成之診之主以倒倉法張卒用其方諸病悉除賜勞甚厚（醫史）

酒痰結腫

趙以德云予近治一男子肩井後腫痛身熱且嗽其

腫按之不堅此乃酒痰流結者遂用南星半夏瓜蔞葛根芩連竹瀝作煎飲燒葱根熁腫上另用芥子白礬作小丸就煎藥吞二十丸須臾痰隨嗽出半日約去三四椀病即愈（藥要或問）

咳嗽門

論嗽分四時并早晚治法

凡嗽春是春升之氣夏是火炎上最重秋是濕熱傷肺冬是風寒外來用藥發散之後必以半夏逐去其痰庶不再來也如上半日嗽多者屬胃中有火（用貝母石膏降胃火）午後嗽多者屬陰虛（用四物湯加炒知母炒黃栢）先降其火五更嗽多者此胃中有食積至此時流入肺金（以知母地骨皮降肺中之火）黃昏嗽多者火氣浮於肺不宜用凉藥（用五

倍子五味子斂而降之

論嗽分内外所因治法

風寒嗽者鼻塞聲重惡寒主行痰開腠理（二陳湯加麻黄杏仁桔梗之類）火嗽者有聲痰少面赤主降火清金化痰勞嗽者盜汗出兼痰者多作寒熱主補陰（清金四物湯加姜汁竹瀝）肺脹嗽者動則喘滿氣息動主收斂（用訶子青黛杏仁）痰嗽者嗽動便有痰聲痰出主豁痰隨證加減嗽止五者大槩明其是否而施治耳（並治法）

欵花治久嗽

有人病久嗽肺虚生寒熱以欵冬花焚三兩俟煙出以筆管吸其煙滿口則嚥之至倦則已凡數日之間五七作差（衍義）

膿血嗽

東門高三郎病嗽一年半耳鳴三月矣嗽膿血面多黑黯身表俱熱喉中不能發聲戴人曰嗽之源心火之勝也秋傷于濕冬生咳嗽冬水旣王水濕相接隔絶於心火火不下降反而炎上肺金被爍發而爲嗽金煆旣久聲反不發醫者補肺腎皆非也戴人令先備西瓜冰雪等物其次用涌泄之法又服去濕之藥病日已矣

勞嗽咯血

濾陽劉氏一男子年二十餘歲病勞嗽咯血吐唾粘臭不可聞秋冬少緩春夏則甚寒熱往來日晡發作狀如痞瘧寢汗如水累服麻黄根敗蒲扇止汗汗自

若也又服寧神散寧肺散止嗽嗽自若也戴人先以獨聖散湧其痰痰狀如雞黃汗隨湧出昏憒三日不省時時飲以凉水精神稍開飲食加進又與人參半夏丸桂苓甘露散服之不輟數日乃愈

偶吐愈嗽

張坂村鹿子春一小兒七八歲夏月病嗽羸甚戴人欲涌之子春以爲兒幼弱懼其不勝少難之一日因飲酒家人與之酒傷多乃大吐吐定而嗽止蓋酒味苦苦屬涌劑子春乃大悟戴人之言是也並儒門事親

肺痿欬嗽

華嚴寺和上座代史侯出家年未四十至元四月間因澡浴大汗出還寺剃頭傷風頭疼四肢困倦就市

中贖通聖散服之又發其汗頭疼少減次日復作又以通聖散發之發汗數四反添勞動喘促自汗惡風欬而有血懶於言語飲食減少求醫治之醫與藥多以生薑爲引子至六月間精神愈困飲食加少形體羸瘦或欬或唾紅血極多扶而後起請予治之具說前由診其脉浮數七八至按之無力予曰不救矣或曰何謂不救內經曰血之與汗異名而同類奪汗者無血奪血者無汗金匱要畧云肺痿之病從何而得之師曰或從汗出又被快藥下利重亡津液故得之今肺氣已虛又以辛藥瀉之重虛其肺不死何待藏氣法時論曰肺欲收急食酸以收之用酸補之辛瀉之盖不知內經之旨仲景云醫術淺俠懵然不知病

源爲治乃悮發汗吐下之相反其禍至速世之士但務彼俞習之榮而莫見此傾危之敗惟明者居然能護其本近取諸身夫何遠之有焉其僧不數日果亡寶鑑

喘嗽發塊

一膏粱婦人積嗽面青黃帶白爪路胷下有塊發即吐嗽而喘面足浮腫膨帶痰血此胃中清血因熱蒸而出瘦人大率不好貝母瓜蔞陳皮白朮木通茯苓生甘草香附南星山梔子黃芩知母青皮煎服治法

咳嗽惡風寒

一男子年五十餘患咳嗽惡風寒胸膈痞悶口稍乾心微痛兩手脉浮緊而數左大於右蓋表實裏虛問

其人平日嗜酒肉素有食積因行房又徃來涉寒水且冒微雨又恐饑歸後繼以飽食酒肉而病丹溪先用人參每貼四錢麻黃連根節二錢與三二貼嗽止惡風寒除於是改用厚朴枳實陳皮青皮瓜蔞半夏爲丸與二十貼餘用人參湯送下痞滿亦安

勞倦作嗽

一男子三十五歲因連夜勞倦不得睡感一嗽疾痰如黃白膿嗽聲不出時初春大寒醫與小青龍湯四貼覺咽喉有絲血腥氣逆上遂吐血線自口中左邊出一條頃遂止如此每一晝夜十餘次診其脉弦大散弱左大爲甚人倦而苦於嗽丹溪作勞倦感寒因強與甘草燥熱之劑以動其血不急治恐成肺痿遂

與人參黃芪當歸白术芍藥陳皮炙甘草生甘草不去節麻黃煎熟入藕汁與之兩日而病減嗽止却於前藥去麻黃又與四貼而血證除脉之散大未收斂人亦倦甚食少遂於前藥去藕汁加黃芩縮砂半夏至半月而安

痢後感寒嗽

盧兄年四十五歲日來大便下痢脉來遲澁面黃力倦者兩年六月因勞倦發熱已自服參蘇飲兩貼續早起小勞遇寒兩手與面背紫黑昏仆少時却醒大發熱妄言口渴身痛至不可眠脉參伍不調微帶數重取虛豁左大於右丹溪以人參二錢半麻黃一錢黃耆一錢白术二錢當歸半錢與五六貼得睡醒來

大汗如雨日後再發熱脇痛欬嗽若嘔時嗽不作而妄語且微惡寒診之脉似前而左畧緊此體虛再感寒又與前藥加半夏茯苓十貼再得大汗而安但身倦至不可久坐不思食用補中益氣湯中加神麯半夏縮砂至五七十貼而安並醫案

肺氣焦滿痰嗽喘喝

陳伯英病肺氣焦滿滑伯仁視之曰病得之多慾善飲且殫營慮中積痰涎外受風邪發即喘喝痰欬不能自安爲製清肺泄滿降火潤燥苦辛等劑服之既安衆詰之曰是出何方書名何散飲伯仁應之曰是爲混沌湯聞者皆大笑曰混沌湯有用也白雲集

諸氣門 附癩疝

氣出不絕聲

有男子忽氣出不絕聲病數日矣王叔權以手按其亶中而應微以冷針頻頻刺之而愈初不之灸何其神也資生經

血氣刺痛

陳良甫嘗治一婦人血氣作苦如一小盤樣走注刺痛要一人伏定方少止用葱白散烏雞丸二藥而愈尋常小人血氣用此二藥亦有奇效　陳宜人病血氣作楚痛不可忍服諸藥無效召良甫診之兩關脉沉弱爲肝脉差緊此血氣漸成痃癖也只以前二藥安愈四明馬朝奉後院亦病此用此二藥而愈

氣痛

鄧安人年五十忽然氣痛投神保丸愈不一二日再痛再服神保丸六七十粒大腑不通其疾轉甚亦有要用沉香木香薑桂等藥而未敢投痛甚則築心築背築定兩脇似有兩柴十字插定心脇叫聲徹天召良甫診之六脉沉伏乍來乍去衆問良甫診脉吉凶何如答曰夫九痛之脉不可準也但以證辯用藥觀其人質肥偉問其大腑數日不通良甫曰實痛也其腹必脹但以人按之痛甚手不可向近此大實也經曰大滿大實者可下之用替針丸五六百粒是夜即愈並良方

勞苦病氣逆

子和曰昔寻治一書生勞苦太過大便結燥欬逆上

氣時喝喝然有音唾嘔鮮血予以苦劑解毒黃連湯加木香漢防已煎服時時啜之復以木香檳榔丸泄其逆氣不月餘而痊儒門事親

灸偏墜

舍弟少戲舉重得偏墜之疾有客人爲當關元兩旁相去各三寸青脉上灸七壯即愈王彥賓患小腸氣灸之亦愈資生經

卒疝暴痛

項關一男子病卒疝暴痛不任倒於街衢人莫能動呼戴人救之戴人引經證之邪氣客于足厥陰之絡令人卒疝故病陰丸痛也戴人急瀉大敦二穴大痛立已夫大敦穴者乃足厥陰之二穴也

傷冷物囊腫

殄寇鎮一夫病瘠瘧發渴痛飲蜜漿劇傷冰水醫者莫知瀉去其濕反雜進姜附濕爲燥熱所壅三焦閉溢水道不行陰道不興陰囊腫墜大於升斗戴人先以導水百餘丸少頃以猪腎散投之是夜瀉青赤水一斗遂失痛之所在

寒疝亦名水疝

一僧病疝發作冷氣上貫齒下貫腎緊若繩挽兩睾時腫而冷戴人診其兩手脉細而弱斷之曰此秋脉也因金氣在上下伐肝木木畏金抑而不伸故病如是肝氣磐礴不能下榮於睾丸故其寒實非寒也木受金制傳之胃土胃爲陽明故上貫齒病非齒之病

肝木者心火之母也母既不伸子亦屈伏故下冷而水化承之經曰木鬱則達之土鬱則泄之令湧泄四次果覺氣和睾丸痒而暖戴人曰氣已入睾中矣以茴香木茂之藥使常服之首尾一月而愈竝儒門事親

久疝

癸丑歲予奉詔至六盤山上命治火兒赤紐隣歹病疝氣復因七月間饑飽勞役過飲潼乳所發甚如初面色青黃不澤臍腹陣痛搐撮不可忍腰曲不能伸熱物熨之稍緩脉得細小而急予思難經云任之爲病男子內結七疝皆積寒於小腸之間所致也非大熱之劑即不能愈遂制一方名之曰沉香桂附丸間服天台烏藥散服此二藥旬日良愈明秋王征班師

遂遠迎拜精神如故上大悅輒録于此

女人病疝

趙運使夫人年五十八歲於至元甲戌三月中病臍腹冷疼相引脇下痛不可忍反復悶亂不得安臥予以當歸四逆湯主之先灸中庭穴並寶鑑

疝痛心疼

一人疝痛心疼丹溪以山梔炒香附一兩蒼朮神麴麥芽半兩半夏七錢石碱三錢桂枝一錢半春月去之右爲末炊餅丸菉豆大每服百丸姜汁鹽湯下治法

氣發臍下爲肝疝證

臨安縣陳元善病氣發則臍下築築漸上至心下嘔涌痛懣手足清喉中淫淫而痒眉本疼痠目不欲視

頭不欲舉神昏昏欲睡而不寐惡食氣睾丸控引小便數而欠年未三十厖瘠若衰耄人劣劣不自持滑伯仁視其脉沉弦而澁曰是得之憂鬱憤怒寒濕風雨乘之爲肝疝也屬在厥陰故當脉所過處皆病焉厥陰肝也張從政云諸疝皆屬肝素問云肝欲散亟食辛以散之遂取吳茱萸佐以薑桂及治氣引經藥兼製茴楝等丸每十日一溫利之三月病瘉

寒疝脇疼心脹

魏士圭妻徐病寒爲疝自臍下上至心皆脹滿攻痛而脇疼尤甚嘔吐煩悶不進食飲伯仁視之脉兩手沉結不調曰此由寒在下焦宜亟攻其下無攻其上爲灸章門氣海中脘服玄胡桂椒佐以檳木諸香茯

芩青皮等十日一服溫利丸藥聚而散之也士圭守其法治之果效（並白雲集）

灸疝氣偏墜

鄭亨老病疝灸之得效其法以淨草一條茅及麥稈尤妙度患人口兩角爲一則摺斷如此三則摺成三角如△字樣以一角安臍中心兩角在臍之下兩傍尖盡處是穴若患在左即灸右在右即灸左兩邊俱患即兩穴皆灸艾炷如麥粒大灸十四壯或二十一壯即安也

奪命丹

奪命丹治遠年近日小腸疝氣偏墜搐疼臍下撮痛以致悶亂及外腎腫硬日漸滋長陰間濕痒抓成瘡

悉治之吳茱萸一觔去枝梗四兩酒浸四兩醋浸四兩湯浸四兩童子小便浸各一宿同焙乾澤瀉二兩去灰土右爲細末酒煮麵糊爲丸如梧桐子大每服五十丸空心食前鹽湯或酒下神妙不可具述馮仲柔云頃年某倉使家傳因令局中合賣紹熙壬子冬予親曾得效時苦奔豘寒氣攻衝小腹引痛四日只一服藏府微動痛若失去遂安一方名星斗丸湯浸者用鹽水浸澤瀉用四兩切作麄片酒浸一宿方是齋

橘芋動癩氣

余壯年啖柑橘過多積成飲癖左右肋下隱隱然不敢復啖數年矣一日山行大勞饑渴甚遇橘芋食之橘動舊積芋復滯氣即時右丸腫大寒熱交作因而

思之脾肺皆主右故積飲滯氣下陷太陰陽明之經筋俱傷其邪從而入于囊中著在睪丸筋膜而爲腫脹張戴人有言病分上下治雖是木鬱爲疝在下則不可吐亦當從下引而竭之竊念病有不同治可同乎今以饑勞傷脾脾氣下陷必升舉之則胃氣不復下陷積可行若用藥下之恐重陷胃氣也先服調胃一二貼次早注神使氣至下焦嘔逆而上覺助下積動到中焦則吐而出之吐後癩腫減半次早復吐吐後和胃氣疎通經絡二三日愈凡用此法治酒傷與飲水注右丸腫者皆效

飲水癩痛

一人病後飲水患左丸痛甚灸大敦適摩腰膏內用

烏附丁麝者將以摩其囊上抵橫骨端灸後溫帛覆之痛即止一宿腫亦消矣並藥要或問

噎膈門

論反胃有四并脉法

戴氏云翻胃病有四有血虛有氣虛有熱有痰夫血虛者脉必數而無力氣虛者脉必緩而沉氣血俱虛者則口中多出沫但見大便出者必死有熱者脉必數而有力有痰者脉滑數二者可治血虛者四物爲主氣虛者四君子爲主熱者解毒爲主痰者二陳湯爲主

反胃宜灸

有人久患反胃予與鎮靈丹服更令服七氣湯遂能

立食若加以灶艾尤佳有老婦患反胃飲食至晚即吐出見其氣逵臍而轉于爲㸃水分氣海并夾臍邊兩穴他醫只灸水分氣海即愈神效資生經

中滿膈食

遂平李官人妻病咽中如物塞食不下中滿他醫治之不效戴人診其脉曰此痰膈也内經曰三陽結爲膈王啓玄又曰格陽云陽盛之極故食格拒而不入先以通經散越其一半後以舟車丸下之三次食已下又以瓜蒂散再越之健啖如昔日矣儒門事親

噎病生於血乾

丹溪曰張雞峯云噎當是神思間病惟内觀自養可以治之此言深中病情而施治之法亦爲近理夫噎

病生於血乾血陰氣也陰主靜内外兩靜則藏府之火不起而金水二氣有養陰血自生腸胃津潤傳化合宜何噎之有因觸類而長曾製一方治中年婦人翻胃以四物湯加和白陳皮留尖桃仁生甘草酒紅花濃煎入驢尿飲以防其或生蟲也與數十貼安發揮

反胃爲精血耗竭所致

台州一木匠年近三十勤於工作而有艾妻且喜酒其面白病翻胃半載其脉澁而不匀重則大而無力大便八九日一行皆燥結如羊屎至甚瘦弱無力先與甘蔗汁煎六君子湯加大黄附子與之候大便稍潤令謝去工作臥於牛家取新温牛乳細細呷之每頓盡一杯一晝夜五七次盡却食物以漸而至八九

次半月大便潤如此兩月而安餘論

服金石致反胃

杭州一男子年四十餘患反胃兩月矣口乾不喜飲食有時吐或不吐吐則涎裹物而出吐後胸膈方快診其脉俱澁重則玆大蓋其壯年多食金石房中藥所致時正秋尚熱遂令其多作竹瀝煮米粥以代粥飲每一二啜而止却帶温頻頻與之自此不吐至旬日稍凉以流水作稀粥入少竹瀝與之令以四物湯加陳皮益其血月餘而安

胃口鬱血物下屈曲

王仲延每食物必屈曲下膈梗澁微痛脉右甚澀而關尤沉左脉和此污血在胃口氣鬱而成痰皆食之

所爲也令試思之曰去年臘月每早必飲點剎酒逼寒之所致遂教以韭汁每半盞令冷飲細細呷之盡韭汁一斤而安

反胃脉

反胃脉血虛左手脉無力氣虛右手脉無力有痰寸關脉沉或伏而大有氣結開滯通氣之藥皆可寸關脉必濇法並治

反胃有聲

一男子壯年食後必吐出數口却不盡出膈上時作聲而已如平人病不在脾胃而在膈間問其得病之由乃因大怒未止輒喫麵即有此證蓋怒甚則血鬱于上積在膈間有碍氣之升降津液因聚爲痰爲飲

與血相摶而動故作聲也用二陳湯加香附韭汁萊菔子服二日以瓜蒂散酸漿吐之再一日又吐痰中見血一盞次日復吐見血一鍾其病即愈

跌撲反胃

一中年婦人中脘作痛食已乃吐面紫霜色兩關脉澀知其血病也問之乃云跌仆後中脘痛投以生新推陳血劑吐出血片椀許則痛不作而食亦不出矣藥要或問

反胃不治證

浙省平章南征閩粵還病反胃醫以爲可治朱先生診其脉告曰公之病不可言也即出獨告其左右曰此病得之驚後而使内火木之邪相挾氣傷液亡腸

胃枯損食雖入而不化食既不化五藏皆無所禀去此十日死果如言越遊集

隔日吐食屬下焦寒

王敬中毋病反胃每隔夜食飲至明日中昃皆出不消化他醫以暖胃之藥悉試之罔效敬中詣滑伯仁言固請往視之脉在肌肉之下甚微而弱伯仁授衆醫用藥無遠於病何至不效心歉然未決一日讀東垣書謂吐有三證氣積寒也上焦吐者從於氣中焦從於積下焦從於寒其脉沉而遲朝食暮吐暮食朝吐小溲利大便秘爲下焦吐也法當通其秘温其寒氣復以中焦藥和之伯仁得此説而喜起嘆曰其合於王毋之證歟但王毋大便不秘遂再往視專治下

焦散寒以茱萸茴香爲君丁桂半夏爲佐服至二三十劑而飲食晏然伯仁曰經不云乎寒淫所勝平以辛熱其是之謂歟白雲集

按王太僕曰食不得入是有火也食入反出是無火也與此同意以其在上者則食已而暴吐在下者則食久而始吐久暴之間所以爲上下焦陰陽寒熱之別脉有小大之分也

諸虛門

氣虛灸氣海

柳公度言吾養生無他術但不使元氣佐喜怒使氣海常温耳今人既不能不以元氣佐喜怒矣若能時灸氣海使温亦其次也予舊多病常苦氣短醫者教

灸氣海氣遂不促自是每歲須一二次灸之以氣怯故也資生經

虚勞

西華束茂之病虚勞寢汗面有青黄色自膝以下冷痛無汗腹中燥熱醫以薑附補之五晦朔不令飲水又禁梳頭作寒治之請于戴人戴人曰子之病不難愈難於將護恐愈後陰道轉茂子必不慎束生曰不敢戴人先以舟車丸濬川散下五七行心火下降覺渴與冰水飲之又令澡浴數日間面紅而澤後以河水煮粥温養脾胃河水能利小溲又以活血當歸丸人參柴胡散五苓散木香白朮散調之病大差寢汗皆止兩足日暖食日進戴人常曰此本肺痺當以凉

劑蓋水之一物在目爲淚在皮爲汗在下爲小溲穀多水少爲常無水可乎若禁飲水必内竭内竭則燥熱生焉人若不渴與水亦不肯飲之矣東生既愈果忘其戒病復作戴人已去乃殂儒門事親

虚中有熱治驗

建康道按察副使奥屯周卿子年二十有三至元戊寅三月間病發熱肌肉消瘦四肢困倦嗜臥盜汗大便溏多腸鳴不思飲食舌不知味懶言語時來時去約半載餘請予治之診其脉浮數按之無力正應王仲和脉歌云藏中積冷榮中熱欲得生精要補虚先灸中脘乃胃之紀也使引清氣上行肥腠理又灸氣海乃生發元氣滋榮百脉長養肌肉又灸三里乃胃

之合穴亦助胃氣撤上熱使下於陰分以甘寒之劑
瀉熱火佐以甘溫養其中氣又食粳米羊肉之類固
其胃氣戒以慎言語節飲食懲忿窒慾病氣日減數
月病得平復逮二年肥盛倍常或曰世醫治虛勞病
多用苦寒之劑君用甘寒之藥羊肉助發熱人皆忌
之今食羊肉粳米之類請詳析之予曰內經云火位
之主其瀉以甘藏氣法時論云心苦緩急食酸以收
之以甘瀉之瀉熱補氣非甘寒不可若以苦寒以瀉
其上使脾土愈虛火邪愈盛又云形不足者溫之以
氣精不足者補之以味勞者溫之損者益之十劑云
補可去弱人參羊肉之屬是也先師亦曰人參能補
氣虛羊肉能補血虛虛損之病食羊肉之類何不可

之有或者嘆曰潔古之學有自來矣寶鑑

氣虛吐痰

丹溪曰一男子七十九歲頭目昏而重手足無力吐痰口口相續左手脉散大而緩右手脉緩而大不及於左重按皆無力飲食稍減而微渴大便三四日一行衆人皆與風藥予曰若果爲風藥至春深必死此大虛證當以補藥作大劑服之衆怒而去予教以黃芪人參當歸身芍藥白朮陳皮濃煎作湯使下連栢丸三十粒服一年半而精力如少壯時連栢丸冬加乾薑少許作令藥餘三時皆依本法連栢皆以姜汁炒爲末用薑汁糊丸醫案

虛證挾痰有似邪祟

血氣者身之神也神既衰乏邪因而入理或有之若夫血氣俱虧痰客中焦妨礙升降不得運用以致十二官各失其職視聽言動皆有虛妄以邪治之焉能愈病憲幕傅兄之子年十七暑月因勞而渴恣飲梅漿又連得大驚三四次妄言妄見病似邪鬼兩脉皆虛弦沉數予曰數爲有熱虛弦是大驚又酸漿停於中脘補虛清熱導去痰滯病乃可安與人參白朮陳皮茯苓黃芩黃連等濃作湯入竹瀝薑汁與淡旬未效衆皆尤藥之未對予知其虛之未回痰之未導仍與前藥加荊瀝又旬餘而安外弟一日醉飽後亂言妄見且言伊兄生前事甚的乃叔叱之曰食魚肉與酒太過痰所爲耳灌鹽湯一大椀吐痰一升許汗因

大作困晒一宵而安又金氏婦壯年暑月赴筵回乃姑詢其坐次失序自愧因成病言語失倫其中又時間一句曰奴奴不是兩脉皆弦而數予曰非鬼神乃痰也但與補脾導痰清熱數日自安其弟不信以邀巫[illegible]水而呪之旬餘而死或曰病無鬼以邪治之何[illegible]於死曰暑月赴筵外境蒸熱辛辣適口內境鬱熱而況舊有痰積加之愧悶其痰與熱何可云喻今乃[illegible]以法尺是驚其神而血不寧也噴以法水是冷竅[illegible]肌汗不得泄也汗不得泄則熱內燔血不得寧則陰消而陽不能獨立也不死何待或曰外臺祕要有禁呪一科庸可廢乎予曰移精變氣乃小術耳不治小病若內有虛邪外有實邪自有定法符何能也

惟符水可治膈上熱痰一呷凉冷豈不清快若内傷而虛與冬令嚴寒符水入口必冰胃而死斯言可與識者道餘論

癆瘵門

剪草治瘵草狀如茜草又如細辛

有一貴人其國封病瘵其尊人甞以一方畀之九日而藥成前一夕病者夢人戒令翌日勿亂服藥次日將服之爲屋土墜器中不可服再合既成又將服之爲鼠覆器又不得食又再合未就而夫人卒矣此藥之異如此其方以剪草一斤淨洗爲末入生蜜一斤和爲膏以器皿盛之不得犯鐵器九蒸九曝日一蒸曝病人五更起面東坐不得語以匙抄藥如粥服之

每服四兩服巳良久用稀粟米飲壓之藥冷服粥飲亦不可太熱或吐或下皆不妨如久病肺損咯血只一服愈尋常咳嗽血妄行每服一匙可也本草

熏勞法

貴公在蜀作宣撫甚秘寶此法以膏肓之疾藥不能及熏之即效此方治咳嗽發熱骨蒸不已好雄黃三錢茜草二錢款花二錢玄參三錢百部三錢艾葉一錢雌黃半錢雷丸厚朴作末以香爐有蓋者封固止畱一小孔出煙患人以紙塞鼻以口吸其煙久則飲少清米飲日三次垂死嗽愈一方加百部蕪荑仁蘇木熔黃蠟和攤紙上鈐方

明月丹治勞

沈存中云威愍孫元規藏此方數能活人江陰萬融病勞四體如焚垂困一夜夢人腹擁一月如大盤明爛不可正視逼人心骨皆寒已而悸悟俄頃叩關乃威愍使人遺之藥服之遂瘥問其名則明月丹也始悟向之所夢大抵此藥最治熱勞又云傷寒煩躁骨熱皆能治療良方

瘵疾灸膏肓

葉餘慶字元善平江人自云嘗病瘵疾其居對橋而行不能度有僧爲之灸膏肓穴得百壯後二日即能行數里登降皆不倦自是康強其取穴法但並足垂手正身直立勿令俯仰取第四椎下兩旁同身寸各三寸灸時以軟物枕頭覆面臥垂手附身或臨時置

身取安便而已其轉爲人灸亦用此法云針灸四書

傳尸勞瘵

有人傳尸勞瘵寒熱交攻久嗽咯血日見羸瘦先以三拗湯蓮心散煎萬不失一

倒倉法治勞嗽

臨海林兄久嗽吐紅發熱消瘦衆以爲瘵百方不應請予視之脉兩手弦數日輕夜重計無所出以倒倉法而安時冬月也第二年得一子並治法

傳尸勞蟲

昔人嘗與病勞婦人交婦人死遂得疾遇異人云勞氣已入藏急令服神授散二觔其病當去如其言服之幾盡大便出一蟲狀如蛇遂安續有人服之獲安

濟者多矣其法用川椒二觔擇去子并合口者炒出汗右爲末每服三錢空心米湯調下須臾悶少頃如不能禁即以酒糊丸如梧桐子大空心服三五十丸

危氏方

偶噎勞蟲

有人患勞瘵兩年諸藥不效一日無肉味其腹痛不可忍又恐傳染移在空房候其自終經停三日病者腹痛氣息將絶思憶肉味之急忽有人惠雞子三枚其病人俛仰取火低頭取瓦銚煎熟吹火屢然屢滅鼻中如有所礙將熟間忽噎噴一聲有紅線一條自鼻中出牽抽約二尺長趨下瓦銚中病人知是怪物急用梡覆煎銚中盡力燒火不住其銚欲裂方住火

開銚視之乃是小虫一條頭目皆具已煅死如鐵線樣即以示其家人後棄之於江其病即安見上

脾胃門

脾胃虛損誤下戒

戊申六月初樞判白文舉年六十二素有脾胃虛損病目疾時作身面目睛俱黃小便或黃或白大便不調飲食減少氣短上氣怠惰嗜臥四肢不收至六月中目疾復作醫以瀉肝散下數行而前疾增劇予謂大黃牽牛雖除濕熱而不能走經絡下咽不入肝經先入胃中大黃苦寒重虛其胃牽牛其味至辛能瀉氣重虛肺本嗽大作蓋標實不去本虛愈甚加之適當暑雨之際素有黃證之人所以增劇也此當於脾

胃肺之本藏瀉外經中之濕熱製清神益氣湯主之而愈　范天騋之内素有脾胃之證時顯煩躁胸中不利大便不通初冬出外而晚歸爲寒氣怫鬱悶亂大作火不得伸故也醫疑有熱治以疎風丸大便行而病不減又疑藥力小復加七八十丸下兩行前證仍不減復添吐逆食不能停痰唾稠粘湧出不止眼黑頭旋惡心煩悶氣短上喘無力不欲言心神顛倒兀兀不止目不敢開如在風雲中頭苦痛如裂身重如山四肢厥冷不得安卧予謂前證乃胃氣已損復下兩次則重虚其胃而痰厥頭痛作矣製半夏白术天麻湯主之而愈

脾胃虚弱

戊申有一貧士七月中病脾胃虛弱氣促憔悴因與人參芍藥湯既愈繼而冬居曠室臥熱炕而吐血數次東垣謂此人久虛弱臍有形而大熱在内上氣不足陽氣外虛當補表之陽氣瀉裏之虛熱冬居曠室衣服單薄是重虛其陽表有大寒壅遏裏熱火邪不得舒伸故血出於口因思仲景太陽傷寒當以麻黃湯發汗而不與之遂成衄血却與之立愈與此甚同因與麻黃人參芍藥湯並脾胃論

瀉火傷胃

經歷晋才卿膏粱而嗜飲至春病衄醫曰諸見血者爲熱以清凉飲子投之即止越數日其疾復作醫又曰藥不勝病故也遂投黃連解毒湯既而或止止而

復作易醫數四皆用苦寒之劑俱欲勝其熱而巳然終不愈而飲食起居浸不及初肌寒而時躁言語無聲口氣臭穢惡如冷風然其衂之餘波則未絶也或曰諸見血者熱衂熱也熱而寒之理也今不惟不愈而反害之何哉内經曰以平爲期又言下工不可不慎也彼惟知見血爲熱而以苦寒攻之抑不知苦瀉土土脾胃也脾胃人之所以爲本者今火爲病而瀉其土火固未甞除而土巳病矣土病則胃虚胃虚則榮氣不能滋榮百脉元氣不循天度氣隨隂化而無聲肌故寒也噫粗工嘻嘻以爲可治熱病未巳寒病復起此之謂也

中氣不足治驗

佚菴劉尚書第五子太常少卿叔謙之内李氏中統三年春欲歸寧父毋不得情動於中又因勞役四肢困倦躁熱惡寒時作疼痛不欲食食即嘔吐氣弱短促怠惰嗜臥醫作傷寒治之解表發汗次日傳變又以大小柴胡之類治之至十餘日後病證愈劇主家云前藥無效莫非他病否醫曰此傷寒六經傳變至再經傳盡當得汗而愈翌日見爪甲微青黑色足脛至腰如冰冷目上視而睹不轉睛咽嗌不利小腹冷氣上衝心而痛嘔吐不止氣息欲絶召余視之余診其脉沉細而微不見傷寒之證此乃中氣不足妄作傷寒治之發表攻裏中氣愈損壞證明矣太夫人泣下避席曰病困危困君盡心救治予以辛熱之藥㕮

咀一兩作一服至夜藥熟而不能飲續續灌下一口飲至半夜稍有呻吟之聲身體漸溫忽索粥飲至旦食粥兩次又煎一服投之至日高衆醫皆至診之曰脉生證回矣衆喜而退後越三日太夫人曰病人大便不利或以用脾約丸潤之可乎予曰前證用大辛熱之劑陽生陰退而愈若以大黄之劑下之恐寒不協轉生他證衆以爲不然遂用脾約丸二十丸潤之至夜下利兩行翌日面色微青精神困弱嘔吐復作予再以辛熱前藥溫之而愈名曰溫中益氣湯

肝勝乘脾

真定路總管劉仲美年踰六旬宿有脾胃虛寒之證至元辛巳閏八月初天氣陰寒因官事勞役渴而飲

冷夜半自利兩行平旦召予診視其脉弦細而微四
肢冷手心寒唇舌皆有褐色腹中微痛氣短而不思
飲食予思内經云色青者肝也肝屬木唇者脾也脾
屬土木來尅土故青色見于唇也舌者心之苗水挾
木勢制火凌脾故青見于舌也難經有云見肝之病
則知肝當傳之脾故先實其脾氣今脾已受肝之邪
矣潔古先師云假令五藏勝各刑已勝補不勝而瀉
其勝重實其不勝微瀉其勝而以黄蓍建中湯加芍
藥附子主之且芍藥味酸瀉其肝木微瀉其勝黄蓍
甘草甘溫補其脾土是重實其不勝桂附辛熱瀉其
寒水又助陽退陰飴糖甘溫補脾之不足脾苦急急
食甘以緩之生姜大棗辛甘大溫生發脾胃升騰之

氣行其榮衛又能緩其急每服一兩依法水煎服之再服而愈寶鑑

醫説續編卷第八

醫說續編卷第九

崑山　周恭

頭面門

三陽頭痛

丹霞僧病頭痛常居暗室不敢見明其頭熱痛以布圍其巔上置冰於中日易數次熱不能已諸醫莫識其證求見戴人戴人曰此三陽畜熱故也乃置炭火於暖室中出汗涌利三法併行七日方愈僧顧從者曰此神仙手也

熱厥頭痛

彭吳張叟年六十餘歲因病熱厥頭痛以其用湯藥時已一月間矣加之以灸其人先利藏府年高身困

出門見日而仆不知人家人驚惶欲採撲之戴人立止曰大不可擾續與西瓜凉水蜜雪少頃而蘇蓋病人年老漏泄血脉易亂身體内有炎火外有六陽是以跌仆若又擾之便不救矣惟安定神思以凉水救之待之以靜靜便屬水自然無事若他醫必惑足以知戴人之諳練並儒門事親

又

昔有人年少時氣弱常於氣海三里灸之節次約五七十壯至年老添熱厥頭痛雖冬天大寒猶喜寒風其頭痛則愈微來暖處或見煙火其痛復作五七年不愈皆灸之過也與清上瀉火湯而愈

按明堂云人年三十巳上若不灸三里令氣上衝

目所以灸三里下氣也苟使下氣何患之有又曰若要安三里莫要乾而此云灸之以成熱厥頭痛何歟羅謙甫以周卿少年之子患虛中有熱灸此諸穴而愈以是觀之安可舍而不用乎恐少年不必多灸俟氣平復而止可也三十以上亦必觀人形何似而灸之恐失於少年多灸之過臨病處治不必泥焉

風痰頭痛

東垣嘗病頭痛發時兩頰青黃暈眩目不欲開懶言身體沉重兀兀欲吐潔古曰此厥陰太陰合病名曰風痰以局方玉壺丸治之灸俠谿即愈是知方者體也法者用也徒執體而不知用者弊體用不失可謂

上工矣並秘藏

氣虛頭痛

栢叅謀名德字仲實年六十一歲壬子年二月間患頭痛不可忍晝夜不得眠邀羅謙甫視之其人云近在燕京初患頭昏悶微痛醫作傷寒解之汗出後痛轉加復汗解病轉加而頭愈痛遂歸每過郡邑召醫用藥一同到今痛甚不得安臥惡風寒而不喜飲食診其六脉弦細而微氣短而促語出而懶内經云春氣者病在頭年高氣弱清氣不能上升頭面故昏悶此病本無表邪因發汗過多清陽之氣愈虧損不能上榮亦不得外固所以頭苦痛而惡風寒氣短弱而不喜食正宜用順氣和中湯一服減半再服全愈内

經云陽氣者衛外而爲固也今年高氣弱又加發汗衛外之氣愈損其方以黄蓍甘温補衛實表爲君人參甘温當歸辛温補血氣白芍藥酸寒收衛氣爲臣白术陳皮炙甘草苦甘温養衛氣生發陽氣上實皮毛肥腠理爲佐柴胡升麻苦平引少陽陽明之氣上升通百脉灌漑周身者也川芎蔓荆子細辛辛温體輕浮清利空竅爲使也明年春赴召至六盤山曹郎中以古風見贈云東垣李明之蚤以能醫鳴易水得奥訣爲竭黄金籯一燈靜室窮内經黄帝拊掌岐伯驚日儲月積不易售半世豈但三折肱所長用藥有活法舊方堆案白魚生君不聞李延同居且同病一下一汗俱得明早平乃知古人一證有一方後世以

方合證此理殊未明公心審是者誰予直以異已喧謗聲先生飲恨臥黄壤門生賴汝卓卓醫中英活人事業將與相一旦在巳權非輕連年應召天策府廉臺草木皆欣榮好藏漆葉青粘散莫使樊何獨擅名

寶鑑

勞役頭痛

丹溪曰東陽陳兄筋稍露體稍長本虚而作勞頭痛甚至有決別之言予察其脉弦大而數以人參爲君川芎陳皮爲佐與之五六日未減衆皆訝藥之不對予曰藥力有次第矣更與兩日當自安忽其季來問曰何不少加黄芪予笑不荅又經宿忽自言病頓愈予脉之覺指下稍充又半日病者言膈上滿不覺飢

視其腹紋已隱予曰夜來藥中莫加黃芪否曰然止與三貼遂速與二陳湯加厚朴枳殼黃連瀉其衞三貼而安餘論

常風晞髮患頭疼

樞密董孟起在帥閫時命呂元膺臨診俾審新故病元膺切其脉兩手寸口俱浮弦脉法浮爲風弦爲痛兩寸屬上部即告之曰明公他無所苦首風乃故病也蓋得之沐而中風當發先一日則劇劇則大吐而後已董笑曰然予少時喜沐每迎風以晞髮因致頭作痛痛則一如公言公善診幸予療也爲製龍腦芎犀丸四分二之一遂愈九靈山房集

論偏頭風用藥

諸家止言偏頭風而不知其所屬故多不效左邊屬風（荆芥薄荷）屬血虛（川芎當歸芍藥）右邊屬痰（蒼朮半夏）屬熱（酒黄芩）偏正頭風（以瓜蒂末鼻内嗃之）

偏頭痛

一婦人年四十餘病額角上耳上痛名呼爲偏頭痛如此五七年每病大便燥結如彈丸兩目赤連眩暈昏澁不能遠視世之所謂頭風藥餅子風藥白龍丸芎犀丸之類連進數服其痛雖稍愈唯大便稍秘而目轉昏澀其頭上針灸數十百穴連年着灸其兩目且將失明由病而無子一日問戴人戴人診其兩手脉急數而有力風熱之甚也余譜此四五十年矣遍察病目者不問男子婦人必偏正頭痛必大便澁滯

結硬此無他頭痛或額角足三焦相火之經及陽明燥金勝也燥金勝乘肝則肝氣鬱肝氣鬱則氣血壅壅則上下不通故燥結于裏尋至失明治以大承氣湯令河水煎二兩加芒硝一兩煎成頓令温合作三五服連服盡蕩滌腸中垢滯結燥積熱下便如湯二十餘行次服七宣丸神功丸以潤之菠薐菜猪羊血爲羮以滑之後五七日十日但遇天道晴明以大承氣湯夜進一劑是痛隨利減也三劑之外目豁首輕燥澤結釋得三子而終　儒門事親

蠟治頭風

湖南押牙顔思退治頭風掣痛用蠟二觔鹽半觔相和於錫鑼中熔令相入捏作一兜鍪勢可合腦量大

小搭頭至額頭痛立止方 經驗

腦寒鼻衄宜灸

王叔權云予年踰壯寒夜觀書每覺腦冷飲酒過量腦亦疼甚後因灸顖會穴而愈有兵士患鼻衄不已予教令灸此穴即愈有人久患頭風亦令灸此穴即愈但銅人明堂經只云主鼻塞不聞香臭等疾而已故予書此以補其治療之缺然以腦戶不宜針觀之顖會亦不宜針鍼經止云八鍼已下不宜鍼恐未盡也

頭旋

叔權母氏隨叔權赴任爲江風所吹身體頭動搖如在舟車上如是半年乃大吐痰徧服痰藥并灸頭風

諸穴方愈

腦熱疼

有士人患腦熱疼甚則自牀投下以腦拄地或得冷水粗得減而疼終不已服諸藥不效人教灸顖會而愈熱疼且可灸況冷疼乎凡腦痛腦旋腦瀉先宜灸顖會而強間等穴蓋其次也資生經

都梁丸治腦痛頭昏

王定國因被風吹項背拘急頭目昏眩太陽并腦俱痛自山陽挐舟至泗州求醫楊吉老既診脉即與一彈丸便服王因欵話經一時再作併進兩丸病若失去王甚喜問爲何藥答云公如道得其中一味即傳此方王思索良久自川芎防風之類凡舉數種皆非

但一味白芷耳王益神之此藥初無名王曰是藥傳自都梁名人可名都梁丸也大治諸風眩暈婦人產前產後乍傷風邪頭目昏重及血風頭痛服之令人目明凡沐浴後服一二粒甚佳暴寒乍暖神思不清傷寒頭目昏暈最宜服之用香白芷大塊擇白色新潔者先以櫻刷刷去塵土用沸湯泡洗四五遍右爲細末煉蜜和丸如彈子大每服一丸用荊芥點臘茶細嚼下食後常服諸無所忌只乾嚼咽亦可集成

大頭天行病

泰和二年東垣以進納監濟源稅時四月民多疫癘初覺憎寒體重次傳頭面腫盛目不能開上喘咽喉不利舌乾口燥俗云大頭天行親戚不相訪問如染

之多致不救張縣丞姪亦得此病至五六日醫以承氣加藍根下之稍緩翌日其病如故下之又緩終莫能愈漸至危篤或曰李明之存心於醫可請治之遂命診視具說其由明之曰夫身半已上天之氣也身半已下地之氣也此邪熱客於心肺之間上攻頭目而爲腫盛以承氣下之瀉胃中之實熱是誅罰無過殊不知適其所至爲故遂處方用黄芩黄連味苦寒瀉心肺間熱以爲君橘皮苦平玄參苦寒生甘草甘寒瀉火補氣以爲臣連翹鼠粘子薄荷葉苦辛平板藍根味苦寒馬勃白殭蚕味苦平散腫消毒定喘以爲佐新升麻柴胡苦平行少陽陽明二經不得伸桔梗味辛温爲舟檝不令下行共爲細末半用湯調時

時服之半蜜爲丸噙化之服盡良愈因嘆曰往者不可追來者猶可及凡他所有病者皆書方以貼之全活甚衆時人皆曰此方天人所製遂刋於石以傳於永久方試效

頭項偏腫如半壺

南鄉陳君俞將赴秋試頭項偏腫連一目狀如半壺其脉洪大戴人出示内經曰面腫者風此風乘陽明經也陽明氣血俱多風腫宜汗乃與通聖散入生薑葱根豆豉同煎一大盞服之微汗次日以草莖刺鼻中大出血立消儒門事親

項腫痛

澧陽有士人之子驚風後項腫醫以半夏南星爲細

末新水調傳而愈若灸則宜灸前項等穴云資生經

木瓜煎治項筋強痛

人病項筋強痛自午後發黃昏時定予曰此患必先從足起經言十二經絡各有筋惟足下少陰之筋自足至項大抵筋者肝之合也日中至黃昏天之陽陽中之陰也又曰陽中之陰肺也自離至兌陰旺陽弱之時故靈寶畢法云離至乾腎氣絕而肝氣病肝腎二藏受陰氣故發於是時予授以木瓜煎方三服而愈良方

面熱治法

楊郎中之内五十一歲身體肥盛己酉春患頭目昏痛面赤熱多服清上藥不效請予治之診其脉洪大

而有力内經云面熱者手陽明病脉經云陽明經氣盛有餘則身已前皆熱況其人素膏粱積熱於胃陽明多血多氣本實則風熱上行諸陽皆會于頭故面熱之病生矣先以調胃承氣湯七錢黄連二錢犀角一錢疎利三兩行徹其本熱次以升麻加黄連湯去經絡中風熱上行如此則標本之病邪俱退矣

面寒治法

真定府維摩院尼長老六十一歲身體瘦弱已酉十月間病頭面不奈寒氣弱而不敢當風行諸治不效請予診其脉弦細而肥且病人年高常食素茶菓而已此陽明之經本虚脉經云氣不足則身已前皆寒慄又加看誦經文損氣由此胃氣虚經絡之氣亦虚

不能上達頭面故大惡風寒先以附子理中丸數服
而温其氣次以升麻加附子湯行其經絡數服良愈

上熱下寒頭面赤腫

中書右丞姚公茂六旬有七宿有時毒至元戊辰春
因酒再發頭面赤腫而痛耳前後腫尤甚胷中煩悶
咽嗌不利身半巳下皆寒足脛尤甚由是以牀相接
作炕身半巳上臥於牀身半巳下臥於炕飲食減少
精神困倦而體弱命予治之診得脉浮數按之弦細
上熱下寒明矣内經云熱勝則腫又云春氣者病在
頭難經云畜則腫熱砭射之也蓋取其易散故也遂
於腫上約五十餘刺其血紫黑如露珠之狀頃時腫
痛消散又於氣海中大艾炷灸百壯乃助下焦陽虚

退其陰寒次於三里二穴各灸三七壯治足胻冷亦引導熱氣下行也故遂處一方名曰既濟解毒湯以熱者寒之然病有高下治有遠近無越其制度以黃芩黃連苦寒酒製炒亦爲因用以瀉其上熱以爲君桔梗甘草辛甘溫上升佐諸苦藥以治其熱柴胡升麻苦平味之薄者陰中之陽散發上熱以爲臣連翹苦辛平以散結消腫當歸辛溫和血止痛酒煨大黃苦寒引苦性上行至巔驅熱而下以爲使投劑之後腫消痛減大便利再服減大黃慎言語節飲食不旬日愈（竝寶鑑）

小兒面腫

黃氏小兒面赤腫兩目不開戴人以錍鍼刺輕砭之

除兩目尖外亂刺數十針出血三次乃愈此法人多不肯從必欲治病不可忌護（儒門事親）

面上酒皶病（即酒皶鼻）

或問酒皶病爲名必飲熱酒所致乎趙以德曰不然非飲酒者亦病之蓋鼻者肺之竅而足陽明挾鼻上至目内眥其位居面之中中又屬土爲呼吸氣息出入之門戶然氣血之精明皆上注于面入于其竅是故胃中濕熱與中焦所化之血上輸於肺隨呼吸之息薰蒸鼻端凝結皮膚遂成紅赤甚則盈面不獨在鼻也予嘗用凌霄花爲末和蜜陀僧用唾調敷甚驗（藥要或問）

痰壅面脹

一婦人五十餘歲素多怒因食燒猪肉次早面脹絕不思食身倦怠六脉沉澁而兼豁大丹溪作體虛有痰所隔不得降當以補虛利痰藥爲主每日早以二陳湯加人參白术大劑與一貼服後探吐令吐出藥辰時巳後與三和湯三倍加白术二貼至晡後以神祐丸七丸以撓其痰去牽牛服至一月而安醫案

面部赤風粉刺

治面部生瘡或鼻臉赤風粉刺用盡藥不效者惟有此藥可治神妙不可言每以少許臨臥時洗面令淨如面油用之近眼處勿塗數日間瘡腫處自平赤亦消如風刺粉刺一夕見效閔提點方用生硫黃半錢 香白芷半錢 芫青七箇去翅足 全蝎一箇洗炒 瓜蔞半錢 膩粉半錢 蟬

殼五箇洗去泥 右爲細末麻油黄蠟約度如合面油多少熬溶取下離火入諸藥在内每用少許塗面上

治酒齇并鼻贅肉雀子斑

趙君猷撫幹所傳云有貳卿趙再可知湖州時與一詩僧相厚而僧患酒齄鼻端生赤贅數枚大者如橘小者如梅李下垂過口飲食言語皆所妨廢良自厭惡之郡有一小兵事刀鑷人但聞其善取靨痣不知其能治酒齄也一旦自言於僧請醫此疾即以藥傳之凡半月餘每日取惡物如膿血自皮膚出者甚多其贅後悉成痂落去鼻面瑩然遂以十千爲謝且語貳卿俾直齋閣而求得其方以傳秀邸治人良驗用

黄丹五文 餅藥五十文著大罐子盛 碙砂三十文研極細用 巴豆十箇去殼膜紙

裹壓去其油右件同入餅藥罐子中慢火熬三兩沸取下續入研細生礦灰三錢酒齄鼻用鵝毛掃在紅處一日一次上藥以追出毒物病退即止雀子斑用小竹棒兒挑藥點患處纔覺微腫即便洗去恐力太猛難成

眉心眉梁骨痛

眉心并眉梁骨疼者痰飲也宜用二陳湯煎飲吞下青州白丸子最驗方得效

喘急門

論喘證不同

戴原理云有痰喘有氣急喘有胃虛喘有火炎上喘痰喘者凡喘便有痰聲氣急喘者呼吸急促而無痰

聲有胃虛喘者擡肩擷肚喘不休火炎上喘者乍進乍退得食則減食巳則喘大槩胃中有實火膈上有稠痰得食入咽墜下稠痰喘即止稍久食巳入胃反助其火痰再升上喘反大作俗不知此作胃虛治以燥熱之藥以火濟火昔葉都督患此諸醫作胃虛治之不愈後以導水丸利五七次而安（金匱鈎玄）

灸喘

一貴人久患喘夜臥不得而起行夏月亦衣夾背心予知是膏肓病也令灸膏肓而愈亦有暴喘者予知是痰爲梗令細剉厚朴七八錢重以姜七片水小椀煎七分服滓再煎服不過數服愈若不因痰而喘者當灸肺俞凡有喘與哮者爲按肺俞無不痠疼皆爲

繆刺肺俞又令灸而愈亦有只繆刺不灸而愈者此病有淺深也

繆刺氣悶

舍弟登山爲雨所搏一夕氣悶幾不救見昆季必泣有欲别之意予疑其心悲爲刺百會不效按其肺俞云其疼如錐刺以火鍼微刺之即愈因此與人治哮喘只繆刺肺俞不刺他穴惟按肺俞疼痠者然後點其他穴非是並資生經

盛則爲喘治驗

己未歲初秋越三日羅謙甫奉召至六盤山時至八月中霖雨不止時承上命治不潾吉歹元帥夫人年踰五旬身體肥盛因飲酒喫潼乳過度遂病腹脹喘

滿聲聞于外不得安臥大小便澁滯氣口脉大兩倍於人迎關脉沉緩而有力因思霖雨之濕飲食之熱濕熱大盛上攻於肺神氣躁亂故爲喘滿邪氣盛則實實者宜下之故制平氣散以下之一服減半再服喘愈止有胸膈不利煩熱口乾時時咳嗽以加減瀉白散治之内經曰肺苦氣上逆急食苦以瀉之故曰牽牛苦寒瀉氣分濕熱上攻喘滿故以爲君陳皮苦温體輕浮理肺氣青皮苦辛平散肺中滯氣故以爲臣檳榔辛温性沉重下痰降氣大黃苦寒蕩滌滿實故以爲使也寶鑑

胎毒爲喘

張進士子二歲患痰喘見其精神昏倦病氣深決非

外感此胎毒也蓋其母孕時喜食辛辣熱物所致勿與解利藥因處一方以人參連翹川芎黃連生甘草陳皮芎藥木通煎入竹瀝服之數日而安治法

寒喘方

滁陽高司法名申之每苦寒喘疾發甚時非此藥不能治方名五味子湯用橘皮三兩去白甘草一兩半炙麻黃四兩去根節五味子二兩杏仁二兩麩炒去皮尖右爲粗末水一盞半藥末二大錢煎至七分去柤通口服不拘時候如喘甚加藥末入馬兜鈴桑白皮同煎夏月減麻黃一兩醫方集成

氣喘吐逆

忽然氣上喘不能語言口中汁流吐逆齒皆搖動氣

出轉大則悶絕復蘇如是名曰傷寒併熱霍亂用大黄人參朮各半兩水三盞煎至一盞去柤熱服得効

夢遺門　附便濁

灸夢遺

有士人年少覓灸夢遺爲點腎俞痠疼令其灸而愈不拘老少皆腎虛也古人云百病皆生於心又曰百病皆生於腎心勞生百病人皆知之腎虛亦生百病人未知也蓋天一生水地二生火腎水不上升則心火不下降茲病所由生也人不可不養心不愛護腎也資生經

陽盛拒陰精滑不固

中書粘合公年三十二歲病脚膝痿弱臍下尻臀皆

冷陰汗臊臭精滑不固省醫黄道寧主以鹿茸丸十旬不減至戊申春具錄前證始求治於東垣東垣遂診其脉沉數而有力乃曰公飲醇酒以膏粱滋火于内逼陰于外醫見其證蓋不知陽強陰不能密以致膚革冷而溢泄以爲内實有寒投以熱劑欲瀉其陰而補其陽眞所謂實實虚虚也其不增劇者爲幸矣復何獲效即處以滋腎丸大苦寒之劑製之以急寒因熱用引入下焦適其病所瀉命門相火之勝再服而愈公以厚禮更求前藥東垣固辭竟亦不受或問曰物不受義也藥既大驗不復與何也曰夫大寒大熱之藥非久服者惟從權也今公之疾相火熾盛以乘陰位故用此大寒之劑以瀉相火而助眞陰陰既

復其位則皮表之寒自消矣內經云陰平陽秘精神乃治如過用之則故病未已新病復起矣此予之意也（試效方）

治遺泄方

平江譚醫云夫遺泄尋常只治心腎未有別治以素問仲景考之當治脾服此藥屢效用厚朴二兩（姜汁制）羊脛一兩（炭火煆過通紅取出窨殺別研細如粉）右二味白水麵糊為丸如梧桐子大每服一百丸至三百丸米湯下（集成）

夢交遺精

鄭叔魯年二十餘攻舉業夜讀書每至四鼓猶未已忽發病臥間但陰著物便夢交接脫精懸空則無夢飲食日減倦怠少氣蓋以用心太過二火俱起夜不

得眠血不歸經腎水不足火乘陰虛入客下焦鼓其精房則精不得聚藏而欲走因陰著物由厥氣客之故作接内之夢於是上補心安神中調脾胃升舉其陽下用益精生陰固陽之劑不三月而病安矣

白濁治法

嘗聞先生論白濁多因濕熱下流膀胱而成赤白濁即靈樞經所謂中氣不足溲便爲之變是也先須補中氣使升舉之而後分其藏府氣血赤白虛實以治與夫其他邪熱所傷者固在瀉熱補虛設腎氣虛甚或火熱亢極者則不宜峻用寒凉之劑必以反佐治之要在權衡輕重而已並藥要或問

便濁痛風

張子原氣血虛有痰痛風時作陰火間起小便白濁或兼下赤用白朮熟地黄黄栢炒各二兩人参山藥蛤粉南星各一兩龜板酒炙二錢瑣陽乾姜燒灰半兩取其不走右末之糊丸服

夢遺便濁

一人便濁常有半年或時夢遺形瘦作心虛主治用珍珠粉丸和定志丸服之並治法

倒倉治白濁遺精

鎮海萬戸蕭伯善以便濁而精不禁丹溪以倒倉法試之甚效格致餘論

婦人白濁

一婦人年近六十形肥奉養膏粱飲食肥美中焦不

清濁氣流入膀胱作下注白濁濁氣即是濕痰用二陳湯去痰升麻柴胡升胃中之清氣加蒼术去濕白术補胃全在活法服四貼後便濁減大半覺胸滿因升麻柴胡升動胃氣痰阻滿悶用二陳湯加炒麯白术香附子素無痰者升動胃氣亦不滿也金匱鈎玄

心腹門

心痛分久新治

凡心痛之疾須分久新若明知身受寒氣口得寒物而痛於初得之時當與温散或温利之藥若病得之稍久則成鬱矣鬱則蒸熱熱久則生火原病式中備言之矣若欲行温散温利能無助火添病邪由是古方多以山梔爲熱藥之引導則邪易伏病易退正氣

復而病安矣雖然病安之後若縱慾口味不改前非致病復作必咎醫之不才矣治法

心腹脹痛

巳未在金陵有家提幹內人病心腹脹痛衆醫投木香檳榔大腹芍藥姜桂之類病益甚召僕診之六脉弦緊而和不似病脉但診之時兩手如火以此知其熱痛也衆問如何治療僕曰大凡心腹刺痛不可便作虛冷治之有二醫荅曰非冷而何熱即生風冷生氣是也僕曰不然難經云虛則痒實則痛又仲景云腹痛者桂枝加芍藥湯痛甚者桂枝加大黃湯家提幹云荆布素來質弱僕曰有可辯處遇痛時使一婢按之若痛止是虛寒證也若按之轉甚手不可近此

實痛也即令一婢按之手不可近吽喚異常僕曰此實熱無可疑者當用大柴胡湯治之衆皆不許僕與責狀而投之八服愈（良方）

心脾疼痛宜針灸

荆婦舊侍親疾累日不食因得心脾疼發則攻心腹後心痛亦應之至不可忍則與兒女別以藥飲之疼反甚若灸則遍身不勝灸矣不免令兒女各以火針微刺之不拘心腹須臾痛定即欲起矣神哉

又

叔權舊患心脾發則疼不可忍急用瓦片寘炭火中燒令通紅取出投米醋中漉出以紙三二重裹之置疼處稍止冷即再易者舊所傳也後閱千金方有云

凡心腹冷痛熬鹽一半熨或熬蚕沙燒磚石蒸熨取其裏温暖止或蒸土亦大佳始知予家所用盖出千金方也他日心疼甚急灸中脘數壯覺小腹兩邊有冷氣自下而上至灸處即散此灸之功也本事方載王思和論心忪非心忪也胃之大絡名曰建里絡胸膈及兩乳間虛而有痰則動更須臾發一陣是其證也審若是又當灸建里矣但不若中脘爲要穴云

用心致心疾

左傳巫臣以夏姬之故怨子反曰余必使汝疲於奔命以死子反於是一歲七奔命遂遇心疾而卒則又因用心而成疾矣然則如之何平居當養其心使之和平疾自不作其次則當服鎮心丹之類以補養之

可也若疾將作而針灸抑亦可以爲次矣並資生經

胃脘痛

一將軍病心痛不可忍戴人曰此非心痛也乃胃脘當心痛也内經曰歲木太過風氣流行民病胃脘當心而痛乃與神祐丸一百餘粒病不減或問曰此胃脘有寒宜温補將軍素知戴人明了復求藥于戴人戴人復與神祐丸二百餘粒作一服大下六七行愈

酒蟲心痛

酒官楊仲臣病心氣痛此人常好飲酒初飲三二杯必奔走頓懶兩足三五十次其酒稍散方能復席至前量一醉必五七次至明嘔青黃水數日後變魚腥臭六七日始安戴人曰宜涌乃吐蟲一條赤黃色長

六七寸口目鼻皆全兩目膜瞞狀如蛇類以鹽淹乾
示人（並儒門事親）

胃脘當心而痛

兩浙江淮都漕運使崔君長男雲卿年二十有五體
本豐肥奉養膏粱時有熱證友人勸食寒涼物及服
寒涼藥於至元庚辰秋病瘧久不除醫以砒霜等藥
治之新汲水送下禁食熱物瘧病不除反添吐利脾
胃復傷中氣愈虛腹痛腸鳴時復胃脘當心而痛不
任其苦屢易醫藥未效至冬還家百般治療不差延
至四月間因勞役煩惱過度前證大作請予治之具
說其由診得脉弦細而微手足稍冷面色青黃而不
澤情思不樂惡人煩冗飲食減少微飽則心下痞悶

嘔吐酸水發作疼痛冷汗時出氣促悶亂不安須人額相抵而坐少時易之予因思內經云中氣不足溲便爲之變腸胃爲之苦鳴下氣不足則爲痿厥心悗又曰寒氣客於腸胃之間則卒然而痛得炅則已炅者熱也非甘辛大熱之劑則不能愈遂製一方名之曰扶陽助胃湯三服大勢皆去痛減半至秋先灸中脘三七壯以助胃氣次灸氣海百餘壯生發元氣滋榮百脉以還少丹服之則喜飲食添肌肉潤皮膚明年春灸三里二七壯乃胃之合也亦助胃氣又引氣下行春以芳香助脾復以育氣湯加白檀香平治之戒以懲忿窒慾慎言語節飲食一年而平復內經曰寒淫于內治以辛熱佐以苦溫附子乾薑大辛熱溫

中散寒故以爲君草豆蔻仁益智仁辛甘大熱治客寒犯胃爲佐脾不足者以甘補之炙甘草甘溫白术橘皮苦溫補脾養氣水挾木勢亦來侮土故作急痛桂辛熱以退寒水芍藥味酸以瀉木來尅土吴茱萸苦熱泄厥氣上逆於胷中以爲使也寳鑑

胸痛爲熱酒所傷

一人飲熱酒食物梗塞胸痛葢有死血而然白术貝母麥芽香附一兩瓜蔞仁桃仁杏仁牡丹皮生甘草乾葛山梔黄芩紅花蓽澄茄右或丸或散任意服之

心疼昏厥

有老人心腹大痛而脉洪大而虚痛昏厥不欲食不勝一味攻擊之藥宜四君子湯加當歸麻黄沉香服

之

又

凡心膈大痛腰背攻走發厥諸藥不納大吐者就吐中以鵝翎探吐之出痰積一大椀而痛自止

小腹唧唧如蟹聲

一人小腹下常唧唧如蟹聲作陰火處治用敗龜板酥炙鹽酒炙亦得側栢用酒九蒸九焙黃栢酒炒知母酒炒川芎酒製當歸酒製右各等分酒糊丸每服八十丸淡鹽湯送下並治法

心痛宜倒倉

丹溪云吾師許文懿公益之病心痛用藥燥熱香辛如丁附桂姜蓽治數十年而足攣痛甚且惡寒而多嘔甚而至於靈砂黑錫黄芽歲丹繼之以艾火萬餘壯

又雜治數年而痛甚自分爲廢人衆工亦技窮矣如此者又數年因其煩渴惡食者一月以通聖散與半月餘而大腑逼迫後重肛門熱氣如燒始下積滯如五色爛錦者如柏燭油凝者近半月而病似退又半月而略思穀而兩足難移計無所出至次年三月遂作倒倉法節節如應因得爲全人次年再得一男又十四年以壽終餘論

心脾脹痛

監縣一閻年五十餘春末心脾疼自言腹脹滿手足冷過膝肘須綿裹火烘胸襟畏熱却喜掀露得風凉則快脉皆沉細濇稍重則絕輕則似弦而短口乾渴而喜熱飲穀肉全不食遂以草荳蔻丸加黃連滑石

炒麴爲丸白术爲君茯苓爲臣陳皮爲使作湯送下一百丸服至二斛諸證悉愈

心疼頭痛互作無時

一婦人四十餘歲因二十年憂患後心痛或可按或不可按食甚減口渴而不思飲形瘦骨立心痛止則頭痛其痛無常處頭痛止則心痛作夜間全不寐大便七八日一行堅小而黑而出亦難累與四物湯加陳皮生甘草前後約百餘貼病雖不增亦無退減此病久爲火抑鬱氣不得行由是血亦畜塞遂成汙濁氣壅則頭痛作血濁不行則心痛作通一病也治肺當自愈遂效東垣清空膏例以黄芩細切酒浸透炒令赤色爲細末以白术湯調下頭上稍汗如此十餘

貼漸漸汗出周身及膝而止諸痛皆愈因其膝上無汗形瘦病久小水數大便澀左右皆見澀脈當議補血以防後患問其由思水而不飲遂以四物湯加陳皮生甘草桃仁酒黄芩以補之遂安

心脾大痛爲宿食所致

蔣氏子年十六歲久瘧方愈十日而心脾大痛兩手脉皆伏痛稍殺時氣口緊盛餘脉皆弦實而細余曰此宿食病也詢之因食冷油煎餌子遂以小胃丹津液嚥十餘粒仍斷飲食經三日凡與小胃丹十二次痛不作至晚下忽大痛連及兩脇余曰此必與穀太早問之果然遂斷其餘食亦不與藥蓋宿積因小胃丹而消解其痛因新穀與餘積相併而痛若又攻擊

必大傷胃氣所以不與藥又斷食三日其家大恐以爲不救時有怨言予曰六日不能食因強禁不與方成惡候待其索食然後與之又須較量方可至夜更餘心嘈索食予先用白术黃連陳皮作丸遂以熱湯下七八十丸以止其嘈其家欲與粥余曉之曰適間非饑也乃餘飲未了因氣而動遂成嘈雜若以爲饑而與食其痛又如前矣其家苦欲與予詢病者膈間莫尚悶否答曰我方饑作必繼之滿悶今雖亦未甚快然亦未思食過兩時許又索食又以前丸子與之如是者又盡夜饑不作亦昏困思睡予教以稀粥減平日之半兩日禁其雜食調理半月而安並醫案

腹臍疞痛因寒所感

王宗祥之父年老病臍腹疞痛其里醫爲溫中散寒卒無驗宗祥邀滑伯仁往視脉兩尺搏堅而沉曰此大寒由外入也寒喜中下因爲瘕治宜在下加沉降之劑引入下焦數服尋愈白雲集

論腹痛所因

寒痛者綿綿痛而無增減者是也時痛時止者熱也死血痛者每痛有處不行走也遷移痛者是食積也痛甚欲大便利後痛減者是濕也痰痛者凡痛必小便不利也食能作痛宜溫散之不可用利藥大下之蓋食得寒則凝得溫則化更兼行氣快氣之藥助之無不可者治法

眩暈門

論眩暈所因治法

痰在上。火在下。因炎上而動其痰。故眩暈。非皆因於風也。如原病式諸風掉眩。皆屬肝木。此一端耳。蓋痰證多眩。無痰不能作眩。然風眩暈亦必有痰矣。火動其痰。用二陳湯加黄芩蒼术羌活防風等散風行濕之劑。如眩暈不可當者。以大黄三錢三次酒炒爲末。茶調服之。壯實人氣實有痰。或頭重。或暈。皆治之。

眩暈舌麻

一婦人體肥。因氣鬱舌麻眩暈。手足亦麻。氣塞有痰便結。用凉膈散加南星香附台芎開之。見上

腰脇門

論腰痛分治脉法

經云轉揺不能腎將憊矣治宜補腎有瘀血者宜行滯血順氣有濕宜燥濕行氣有痰宜快其氣使痰隨氣運佐以痰藥大抵必弦而沉弦者為虚沉者為滯右澁者是瘀血緩者是濕滑者是痰或伏火者是腎虚

腰膝痛

王紹顔續撰傳信方著其法云頃年在姑熟之日得腰膝痛不可忍醫以腎藏風毒攻刺諸藥莫療因覽傳信方備有此驗立脩製一劑便减五分步履便輕故録之耳用海桐皮一兩半　牛膝芎藭羌活地骨皮五加皮各一兩　甘草半兩　薏苡仁二兩　生地黃十兩　八物淨洗焙乾細剉用綿一兩都包裹入無灰酒二斗浸冬二七

日夏一七日候熟空心食後日午晚臥時時一盃長令醺醺藥不用添減禁毒食本草

灸腰痛

張仲文傳神仙灸法療腰重痛不可轉側起坐難及冷痹脚筋攣急不可轉側屈伸灸曲瞅兩文頭左右脚四處各三壯每灸一脚二火齊下艾炷到肉初覺疼痛用二人兩邊齊吹火至滅午時著灸人定以來藏府自動一兩行或轉動如雷聲其疾立愈此法神效卒不可量也

感水腰疼

許知可因淮南大水忽腹中如水吼調治得愈自此腰痛不可屈伸思之此必感水氣而得乃灸腎俞三

七壯服麋茸丸愈予謂腰痛不可屈伸灸腎俞自效不服麋茸丸亦可

火鍼刺腰痛

舍弟腰疼出入甚艱余用火鍼微微頻刺腎俞則行履如故初不灸也屢有人腰背傴僂來覓點灸予意其是筋病使然爲點陽陵泉令歸灸即愈筋會陽陵泉也然則腰疼又不可專泥腎俞不灸其他穴也已上並資生經

腰脚痛爲腎經積熱

安國軍節度使開國侯程道濟云大德四年予在中都監脩大内正患腰脚疼痛之疾殆將二年服食湯藥皆附姜硫黄種種燥熱之藥中脘臍下艾炷十數

終無一效愈覺膝寒胃冷少力多睡飲食日少精神日衰詢諸名醫衆口一辭僉曰腎部虛寒非熱藥不能療及自體究亦覺惡寒喜暖但知此議爲是因諸後醫董系者彼云腎經積熱氣血不通故也洎與談論惟舉五行旨畧鈐斷用藥治病止五七方而已其餘醫書脉訣一無所有僕意寡學不通之人捨而不問後見治諸人其應如神貧者酬勞辭而不受反有周急之者以故日加敬重再論脚疾復陳五行造化勝負伏逆真理始似喚醒洒然不疑方肯聽信再用辛甘寒藥瀉十二經之積熱日三四服通利十餘行數十日後覺痛減飲食有味精力爽健非舊日之比自後飲食服餌皆用寒涼數年之間疾去熱除神清

體健以此知平昔將攝失宜醫藥差錯之過也原病式序

腰脚不伸

棠谿李十八郎病腰脚大不伸傴僂蹩躄而行已數年矣服藥無功止藥却愈因秋暮涉水病復作醫氏使服四斤丸其父李仲安乃乞藥于戴人戴人曰近日服何藥仲安曰四斤丸曰目昏赤未其父驚曰目正暴發戴人曰宜速來不來則喪明矣既來則策杖而行目腫無所見戴人先令涌之藥忽下走去二十日兩目頓明策已棄矣比再涌泄能讀官曆日調至一月令服當歸丸健步而歸

腰尻脊胯痛

一男子六十餘病腰尻脊胯皆痛數載不愈晝静夜

躁時大痛往來屢求自盡天且夕則痛作必令人以手槌擊至五更雞鳴則漸減向曙則痛止左右主病者皆作鬼神陰譴白虎齧朝禱暮祝覡巫僧道禁師至則其痛似減又夢鬼神戰鬬相擊山川神廟無不祭禱淹延歲月肉瘦皮枯飲食減少暴怒日增惟俟一死有書生曰既云鬼神虎齧陰譴之禍如此禱祈何無一應聞陳郡有張戴人精於醫可以問其鬼神白虎與病乎彼若術窮可以委命其家從之戴人診其兩手脉皆沉滯堅勁如張絙謂之曰病雖瘦難於食然腰尻脊膀皆痛必大便堅燥其左右曰有五七日或八九日見燥糞一兩塊如彈丸結硬不可言曾令人剜取之僵下一兩塊渾身燥痒皮膚皺揭枯

澁如麩皮戴人既得病之虛實陰用大承氣湯以薑棗煎之加牽牛頭末二錢不敢言是瀉劑蓋病者聞暖則悅聞寒則懼說補則從說瀉則逆此弊非一日也而況一齊衆楚乎及煎成使稍熱咽之從少至多累至三日天且晚藏府下泄四五行約半盆以燈視之皆燥糞硬塊及瘀血雜藏穢不可近須臾痛減九分昏睡鼻息調如常人睡至明日將夕始覺饑而索粥溫涼與之又困睡一二日其痛盡去次令飲食調養日服導飲丸甘露散滑利便溺之藥四十餘日乃復嗚呼世傳三十六虎書三十六黃經及小兒三十六弔誰爲之耶始作俑者其無後乎古人以醫爲師故醫之道行今之人以醫譬奴故醫之道廢有志之

士恥而不學病者亦不擇精粗一槩待之甞見官醫迎送長吏馬前唱喏真可羞也由是通今博古者少而師傳遂絕靈樞經謂刺與汚雖久猶可拔而雪結與閉雖久猶可解而決夫腰脊胯痛者足太陽膀胱經也胯痛足少陽膽經之所過也難經曰諸痛爲實内經曰諸痛痒瘡瘍皆屬心火註曰心寂則痛微心躁則痛甚人見巫覡僧道禁師至則病稍去者心寂也然去後又來者終不去其本也古稱痛隨利減不利則痛何由去病者既痊乃壽八十歲故凡燥證皆三陽病也

因寒腰強

北人衛德新因之析津冬月飲寒則冷病腰常直不

能屈伸兩足沉重難於行步途中以牀舁遞程程問醫皆云腎虛以蓯蓉巴戟附子鹿茸皆用之大便反秘潮熱上周將經歲矣乃乞拯於戴人戴人曰此疾十日之效耳衛曰一月亦非遲戴人曰足太陽經血多病則腰似折膕如結腨如裂太陽所至為屈伸不利況腰者腎之府也身中之大關節今既強直而不利宜鹹以耎之頓服則和柔矣難經曰強力入房則腎傷而髓枯枯則槁骨乃壞而不用與此意同今君之證太陽為寒所遏血墜下滯腰間也必有積血非腎也節次以藥可下數百行約去血一二斗次以九曲玲瓏竈蒸之汗出三五次而愈初蒸時至五日問曰腹中鳴否德新曰未也至六日覺鳴七日而起已

能揖人戴人曰病有熱者勿蒸蒸則損人目也

懷恐脇痛

洛陽孫伯英因誣獄妻子被繫逃于故人是夜覺胃脇痛托故人求藥故人曰有名醫張戴人適在焉當與公閑往時戴人宿酒未醒強呼之故人曰吾有一親人病欲求診戴人隔窓望見伯英曰此公伏大驚恐故人曰何以知之戴人曰面青脫色膽受怖也後會赦乃出方告戴人並儒門事親

感寒濕爲腰脇痛

東垣曰丁未冬曹通甫自河南來有役人小翟露宿寒濕之地腰痛不能轉側兩脇搐急作痛已經月餘不愈矣腰痛論中說皆爲足太陽足少陰血絡中有

凝血作痛間有一二證屬少陽膽經外絡脉病皆去血絡之凝乃愈其内經有云冬三月禁不得用鍼只宜服藥通其經絡破其血絡中敗血以川芎肉桂湯治之而愈秘藏

痰氣攻脇

一人脇下痰氣攻痛以控涎丹下如麵之狀後用白芥子行痰辛以散痛

胸右刺痛

一人胸右一點刺痛虛腫自覺内熱攻外口角流涎不止恐成附癰貝母瓜蔞南星去涎紫蘇梗瀉肺氣黃芩黃連姜炒陳皮茯苓導而下行香附枳殼寬膈痛皂角刺解結痛桔梗浮上不食加白术凡吐水飲

不用瓜蔞恐泥用蒼术之類並治法

腎邪病爲脇痛

里鍾姓者一男子病脇痛衆醫以爲癰也投諸香姜桂之屬益甚項彥章診其脉告曰此腎邪病法當先溫利而後竭之投神保丸下黑溲痛止即令更服神芎丸或疑其太過彥章曰向用神保丸以腎邪透膜非全竭不能引導然巴豆性熱非得芒硝大黄蕩滌之後遇熱必再作乃大泄數出病已彥章所以知男子之病者以陽脉弦陰脉微澀弦者痛也澁者腎邪有餘也腎邪上薄於脇不能下且腎方惡燥今以燥熱發之非得利不愈經曰痛隨利減殆謂此也九靈山房集

服水銀病腰痛

劉立之治一婦人患腰痛已歷年諸藥不效劉診之云病雖危殆然一夕可安主人訝焉乃請其藥荅曰不須藥但用鉛粉二三十兩壯士五人大鈴五七枚足矣於是主家悉備劉命撤去牀帳幔移置屋中以米飲和粉置病婦腰周廻令其俯卧壯士一人負鈴遶牀急走使其聲不絶人倦即易之至夜半後其婦稍能自起立既而腰痛頓釋舉家拜云師神醫也願聞其意劉云此病因服水銀所致然水銀客腰窮間不能出故疼不已今用鉛粉粉乃水銀所化爲金之母取金音以母呼子母子合德出投粉中則病愈矣

醫史

醫說續編卷第九

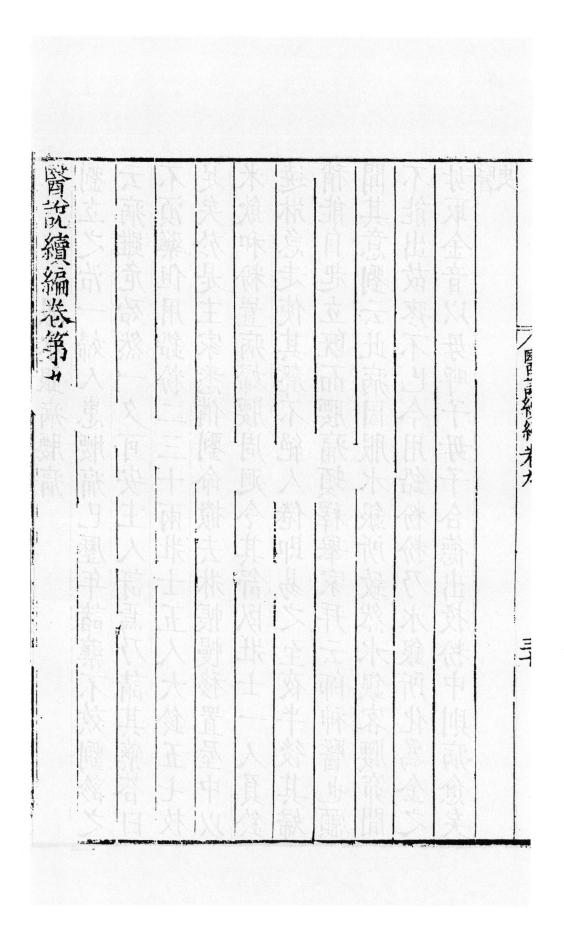